Schwangerschaft Kochbuch

Die besten Rezepte im Alltag für eine gesunden Ernährung in der Schwangerschaft inkl. Ernährungsplan

W0277594

JaRo Verlag

1.Auflage: 01/2023
Copyright © 2023
JaRo Verlag
Printed by Amazon
Alle Rechte vorbehalten.

Dieses Werk ist urheberrechtlich geschützt. Die dadurch begründeten Rechte, insbesondere die des Nachdrucks, der Funksendung, der Speicherung in Datenverarbeitungsanlagen, der Wiedergabe auf fotomechanischem Weg bleiben dem JaRo Verlag vorbehalten.

This publication is under copyright protection. JaRo publishing house reserves all rights, in particular the rights of reprinting, radio transmission, storage in data processing systems and reproduction by photo mechanical means.

Impressum:
1.Auflage: 1/2023
Copyright © 2023
Redaktion: Janina Stolz
Rezeptfotos: Freepik.com
Cover Erstellung: OlinArt
JaRo Verlag/Ronny Quint
Feldstrasse 10, 76474 Au am Rhein
mail@jaro-verlag.de
Printed by Amazon
Alle Rechte vorbehalten.

Imprint:
1st edition: 1/2023
Copyright © 2023
Editorial office: Janina Stolz
Recipe photos: Freepik.com
Cover creation: OlinArt
JaRo Publishing House/Ronny Quint
Feldstrasse 10, 76474 Au am Rhein, Germany
mail@jaro-verlag.de
Printed by Amazon
All rights reserved.

Inhalt

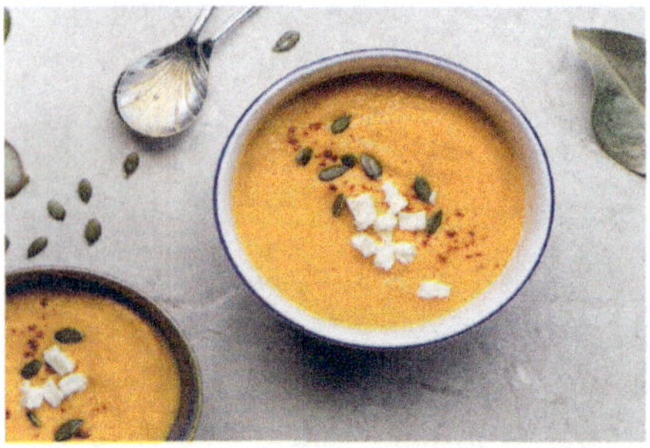

Vorwort 8

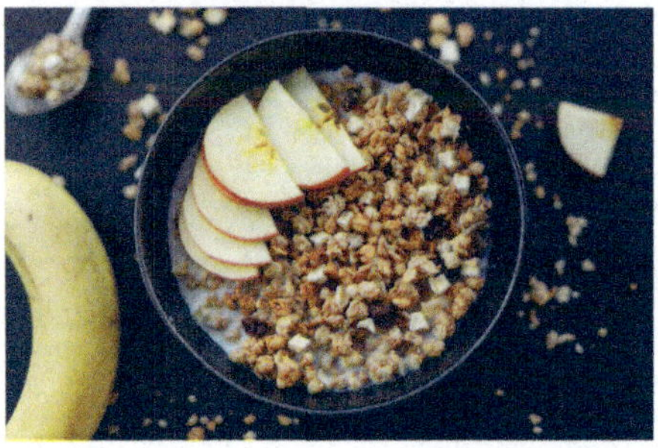

Frühstück 24

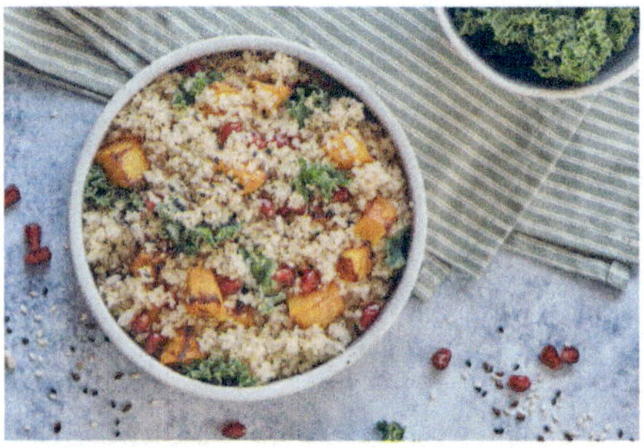

Bowl 48

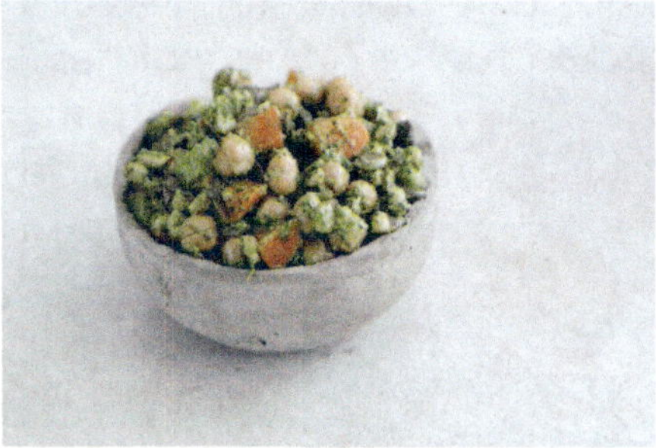

Salat 62

Suppen 74

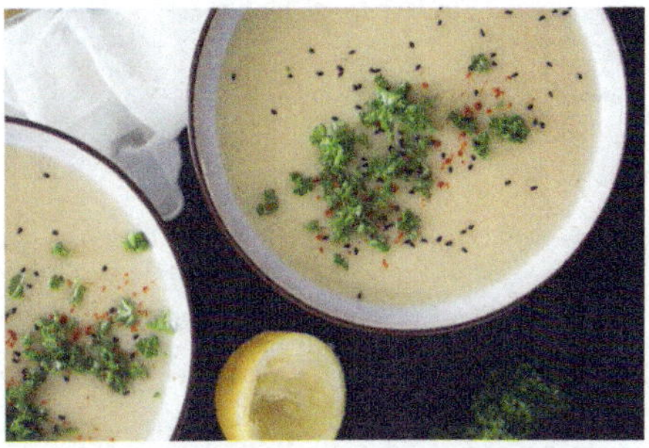

Mediterrane Küche 94

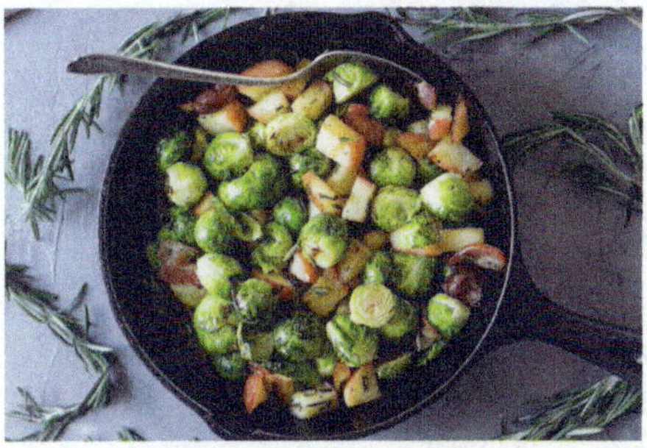

Smoothie 120

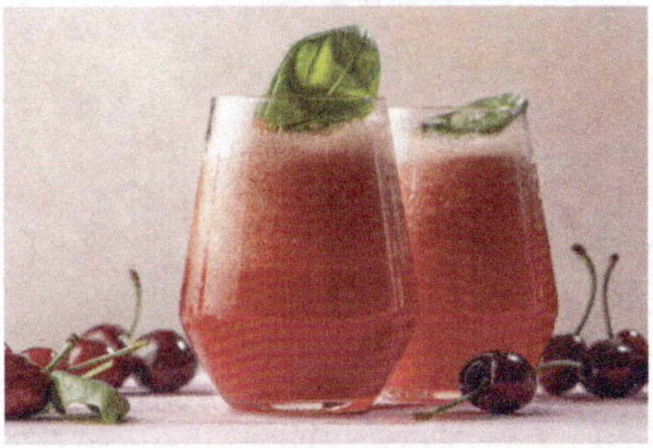

Snacks 128

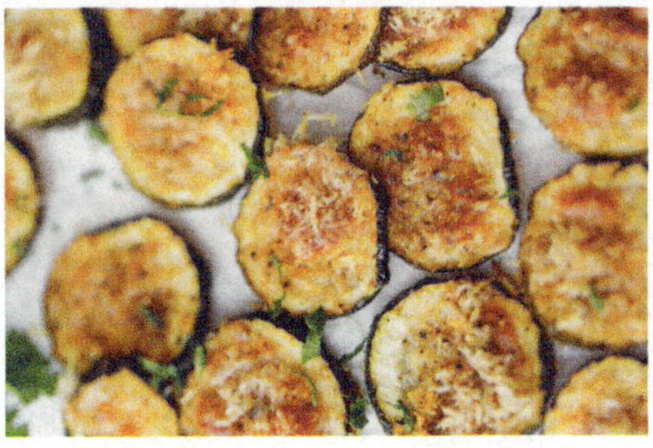

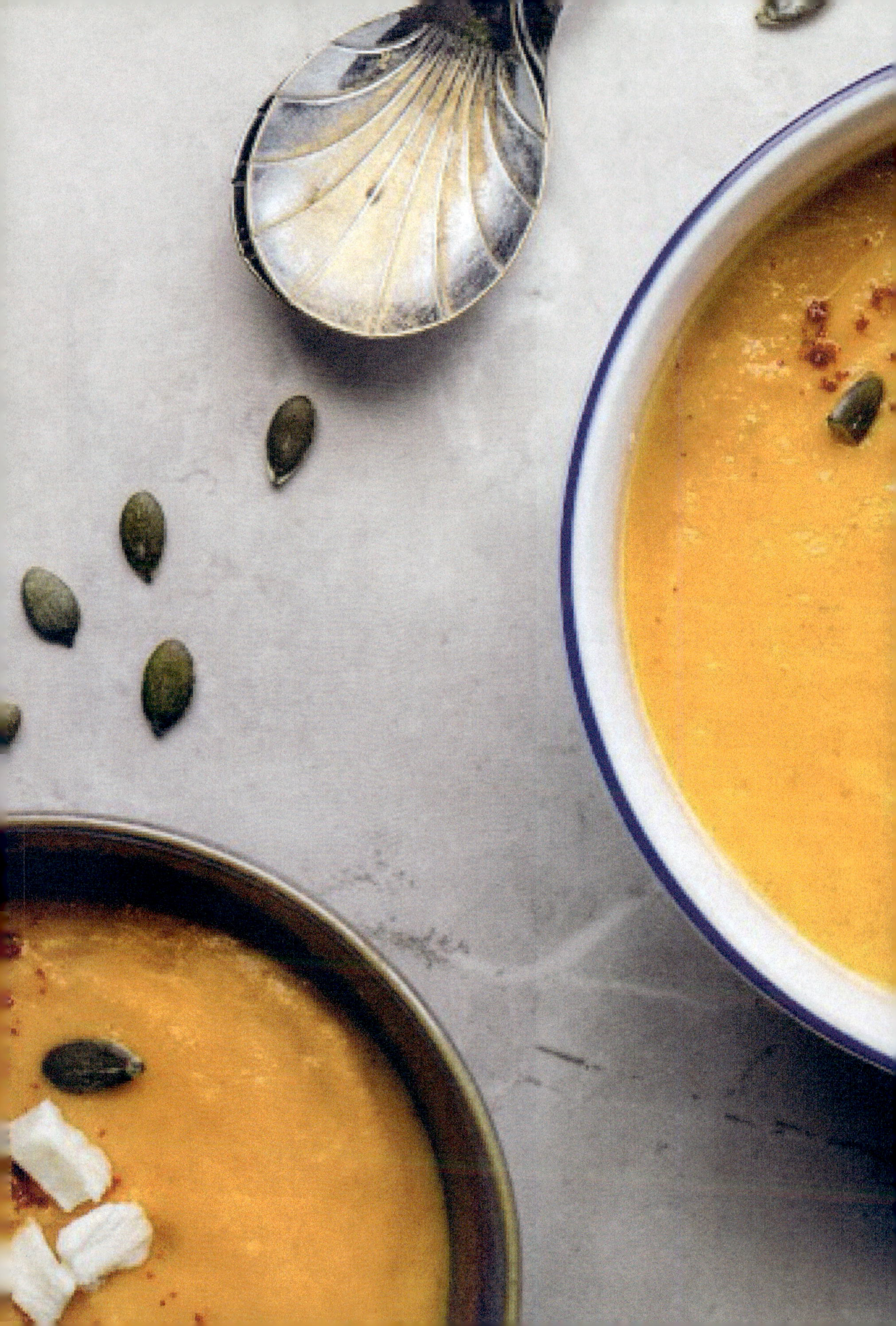

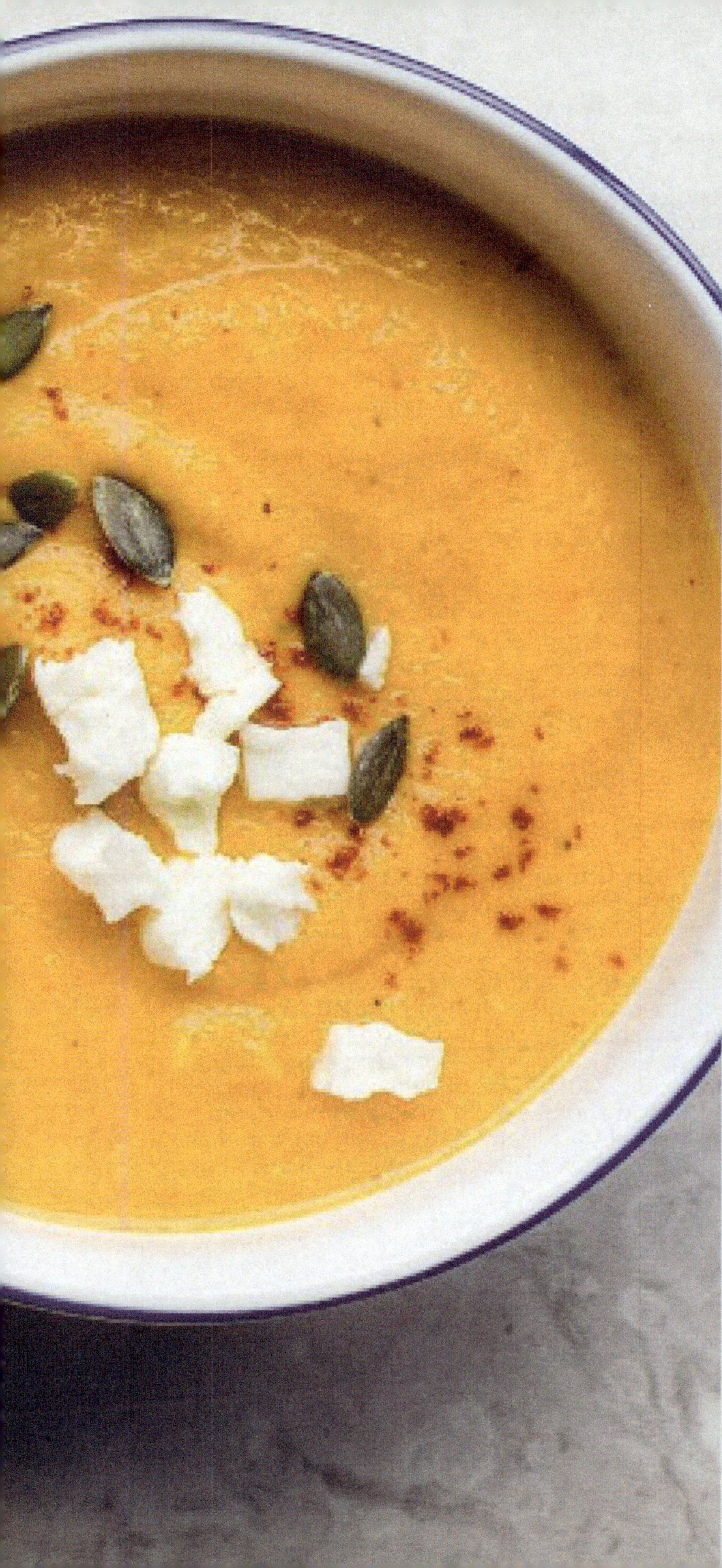

Vorwort

Ein Glas Wein am Abend, eine kleines Stück Serrano am Mittag oder doch vereinzelt mal Sushi. In der Schwangerschaft sind viele Lebensmittel erlaubt und gefühlt sehr viel verboten. Aber sind diese Verbote denn wirklich so schlimm? Oder ist gegen das ein oder andere Stück Schinken oder das Glas Wein am Abend nichts einzuwenden?
Den Überblick in diesem Lebensabschnitt zu behalten kann gerade, wenn man sich mit dem Thema noch nicht beschäftigt hat, sehr verwirrend sein. Was genau sind Rohmilchprodukte? Welche Produkte darf ich wirklich essen? Und ist es wirklich so schlimm, wenn das ein oder andere verbotene Lebensmittel doch mal dazwischen rutscht?
In diesem Kochbuch finden Sie die Antworten auf all Ihre Fragen.

Ab wann sollten Schwangere auf die Ernährung achten?

Grundsätzlich sollten Sie schon vor dem Beginn der Schwangerschaft auf Ihre Ernährung achten. Eine gesunde und ausgewogene Ernährung ist wichtig, da die Gesundheit der Mutter die Gesundheit des Embryos beeinflusst. Sobald Sie schwanger sind, sollten Sie nochmals gezielter auf die Ernährung achten. Besonders wichtig sind Folsäure, Vitamin B12, Calcium und Eisen. Wenn Sie schwanger sind, haben Sie einen Mehrbedarf an Nährstoffen, der gedeckt werden sollte, um die Entwicklung des Kindes optimal zu fördern.

Energie- und Nährstoffbedarf

Der Energiebedarf steigt in der Schwangerschaft kaum an. Erst ab dem zweiten Trimester sollten Sie ca. 200-250 kcal mehr zu sich nehmen, was etwa einem kleinen Käsebrot entspricht. Der Mythos „Essen für Zwei" hält sich also zu Unrecht und wird meist nur gerne als Ausrede genutzt, um sich etwas zu gönnen. Tatsächlich steigt jedoch nur der Nährstoffbedarf rapide an. Das bedeutet, dass mit derselben Menge an Nahrung mehr wichtige Nährstoffe aufgenommen werden sollen. Dies geht nur mit einer gesunden und ausgewogenen Ernährung. Und diese ist in einer Schwangerschaft besonders wichtig. Natürlich dürfen Sie auch Süßigkeiten essen. Trotzdem sollten Gemüse, Vollkornprodukte und anderes nicht zu kurz kommen. Sie sollten auch wirklich aufpassen, dass Sie nicht in Übermaßen essen, da sich dies auf ein zu hohes Geburtsgewicht oder auch auf Diabetes mellitus Typ 2 für das Kind im späten Leben auswirken kann.

Gewichtsentwicklung

Eine Gewichtszunahme zwischen 10 und 16 Kilo ist ganz normal und hängt stark vom Startgewicht der Frau ab. Je weniger die Frau wiegt, desto mehr sollte Sie zunehmen und umgekehrt. Ob nun aber ein paar Kilo mehr oder weniger auf der Waage zu sehen sind oder nicht, sollte Sie nicht weiter stören. Wichtig ist, dass Sie sich wohlfühlen und dass es Ihnen und Ihrem Kind gut geht.

Die Gewichtszunahme lässt sich bei durchschnittlichen 14 Kilo wie folgt aufteilen:
Kind: 3.500 g
Gebärmutter: 1.500 g
Fruchtwasser: 1.000 g
Nachgeburt: 500 g
Brüste: 500 g
Zusätzliches Gewebewasser: 3.000 g
Zusätzliches Blutvolumen: 2.000 g
Depotfett: 2.000 g

Ernährung

Eine spezielle Ernährung für Schwangere gibt es nicht. Es reicht vollkommen, sich gesund und ausgewogen zu ernähren. Also die ganz normal empfohlene Ernährungsweise. Das bedeutet viel frisch und selbst kochen sowie viel Obst, Gemüse und Vollkornprodukte. Einzig Folsäure und Jod können nicht ausreichend durch die Ernährung aufgenommen und sollten durch Nahrungsergänzung zugeführt werden. Vor der Einnahme sollten Sie sich jedoch von Ihrem Arzt beraten lassen.

Von Grund auf kann gesagt werden, dass Schwangere essen dürfen, was ihnen schmeckt. Jedoch ist man ab dem Zeitpunkt der Empfängnis nicht mehr nur für sich, sondern auch für ein anderes Lebewesen verantwortlich und leider gibt es bei manchen Lebensmitteln das Risiko, dass diese Krankheiten auf das Ungeborene übertragen oder die Entwicklung stören können.

Das Baby kann sich infizieren.

Erreger von Listeriose und Toxoplasmose kommen vermehrt in rohen tierischen Lebensmitteln vor und sind für Erwachsene mit starkem Immunsystem meist harmlos. Es können Symptome auftreten, wie bei einer Erkältung. In der Schwangerschaft ist man jedoch anfälliger für Krankheiten, da die Immunabwehr geschwächt ist. Es kann zwar mit Antibiotikum behandelt werden, jedoch ist dies nicht optimal. Werden diese Erreger auf das Ungeborene übertragen, kann es zu Früh- oder Fehlgeburten, Komplikationen bei Neugeborenen oder zur Totgeburt kommen.
Aus diesen Gründen sollten Sie während der Schwangerschaft auf bestimmte Lebensmittel verzichten. Es geht nicht nur um Sie, sondern um Ihr ungeborenes Kind.

Milchprodukte

Rohe Milch und alle Produkte, die daraus verarbeitet werden, können Listerien enthalten. Deshalb sind Rohmilch und Rohmilchprodukte während der Schwangerschaft verboten. Sobald der Käse erhitzt wurde, kann er jedoch verzehrt werden. Es ist somit darauf zu achten, was auf dem Etikett steht. Jedes Produkt ist gekennzeichnet. Sobald Dinge wie Ultrahocherhitzt oder Pasteurisiert auf der Verpackung stehen, kann es unbedenklich verzehrt werden. Lesen Sie jedoch Rohmilch auf der Packung, sollten Sie dieses Produkt unbedingt meiden. Gouda besteht beispielsweise aus pasteurisierter Rohmilch. Wichtig hierbei ist jedoch, die Rinde vom Käse zu entfernen, denn dort können sich Bakterien ansammeln. Deshalb sollte auch auf vorgefertigten Reibekäse verzichtet werden. Beim Reiben und Verpacken können Listerien auf den Käse gelangen. Die sichere Alternative ist deshalb, den Käse am Stück zu kaufen und selbst zu reiben. Auf Weichkäse sollten Sie ebenfalls verzichten. Ebenso sollte Sie eingelegten Käse oder Frischkäse aus offenen Gefäßen meiden. Bakterien können sich hier schneller vermehren. Feta und Mozzarella sind aus vakuumverpackter und pasteurisierter Milch sicher. Jedoch sollten Sie den Käse nach ca. 2-3 Tagen verbraucht haben. Die große Ausnahme ist Grana Padano oder Parmesan. Der Käse wird zwar aus Frischmilch hergestellt, durch den langen Reifeprozess verringern sich jedoch die Bakterien. Nach einer Reifung von ca. 9 Monaten kann auch dieser Käse verzehrt werden. Achten Sie hier jedoch wieder darauf, die Rinde zu vermeiden und den Käse möglichst selbst zu reiben.

Meiden:
- Weichkäse wie Camembert, Brie, Gorgonzola, Roquefort oder Ähnliches
- Rinde bei Hartkäse
- Fertig geriebener Käse
- In offenen Gefäßen eingelegter Käse oder Frischkäse
- Unbehandelte Frischmilch

Erlaubt:
- Schnittkäse ohne Rinde
- Hoch erhitzte oder pasteurisierte Milch
- Käse aus pasteurisierter Milch, außer Weichkäse und offen eingelegter Käse
- Hartkäse aus Rohmilch mit mind. 9 Monaten Reifezeit (Parmesan)

Roher oder geräucherter Fisch

Wie auch beim Käse besteht bei Fisch Listeriose-Risiko. Noch dazu kommt bei manchen Fischarten eine erhöhte Quecksilber-/ Schwermetallbelastung. Trotzdem liefert Fisch gute Omega-3-Fettsäuren. Ein Verzehr ein bis zweimal die Woche ist somit empfehlenswert. Raubfische sollten sehr selten oder gar nicht gegessen werden. Hierzu zählen beispielsweise Thun- oder Schwertfisch. Ansonsten muss darauf geachtet werden, dass der Fisch gut durchgegart ist.

Pasteurisierte Fischmarinaden wie Bismarckheringe oder Rollmöpse, die an der Kühltheke zu erwerben sind, sollten innerhalb zwei Tagen verbraucht werden.

Meiden:
- Raubfische, wie Thunfisch wegen zu hohem Quecksilber
- Muscheln
- Sushi, Sashimi, Carpaccio

Erlaubt:
- Gekochter, gedünsteter oder gebratener Fisch (er sollte gut durch sein)
- Fisch in Konserven (Hering in Tomatensoße)
- Abgepackte, stark saure Fischmarinaden (Rollmops)

Fleisch und Wurst

In rohem Fleisch können Toxoplasmose Erreger vorhanden sein. Für den Menschen ist das harmlos, für das Ungeborene jedoch sehr gefährlich, da die Entwicklung des Gehirns geschädigt werden kann.

Wurde man schon einmal mit Toxoplasmose infiziert, so ist man dagegen immun. Dies kann mit einem Test vorab untersucht werden. Jedoch sollten Sie trotzdem auf rohes Fleisch verzichten, da Listerien oder andere Erreger ebenfalls auf rohem Fleisch sitzen können.

Bei Wurstwaren gilt dasselbe wie zuvor. Alles, was gekocht oder erhitzt wurde, kann unbedenklich verzehrt werden. Alles, was roh oder geräuchert wurde, sollten Sie meiden.
Mett, Hack, Tatar, Rohwürste wie Salami, Teewurst, Mettwurst oder Ähnliches können Erreger enthalten. Ebenso sollte in der Schwangerschaft auf Innereien, insbesondere Leber verzichtet werden, da diese sehr viel Vitamin A enthält und zu viel Vitamin A gefährlich für das Ungeborene ist.

Meiden:
- Steak medium oder blutig
- Mett und Tatar
- Rohwurst wie Salami
- Leber

Erlaubt:
- Gut durchgebratenes oder gekochtes Fleisch
- Kochschinken oder Wurst, welche erhitzt wurde (egal ob bei Produktion oder danach (Salamipizza ist erlaubt, da diese erhitzt wurde.))

Rohe Eier

Rohe Eier werden in manchen Speisen verarbeitet. Tiramisu, Mousse au Chocolat oder Zabaione werden mit rohen Eiern zubereitet. Ebenso wie Softeis und Mayonnaise. Rohe Eier können eine Salmonellenvergiftung verursachen. Die Infektion wird nicht auf das Ungeborene übertragen, jedoch kann es durch Durchfall und Erbrechen als Symptome dieser Infektion zu einer Unterversorgung des Babys führen. Hier lautet also Vorsicht vor Nachsicht.

Meiden:
- Tiramisu
- Mousse au Chocolat
- Zabaione
- Softeis
- Mayonnaise

Obst und Gemüse

Obst und Gemüse sollten Sie vor dem Verzehr immer gründlich reinigen. Ebenso sollten Sie abgepackten Misch- und Krautsalat meiden, da bei der Verarbeitung und Lagerung Listerien eindringen können. Dasselbe gilt für Obststücke, die es schon vorbereitet zu kaufen gibt. Sprossen und Keimlinge sollten ebenfalls vor dem Verzehr erhitzt werden.

Alkohol:

Alkohol kann auch in kleinen Mengen einen erheblichen Schaden bei der Entwicklung des Kindes anrichten. Gerade zu Beginn der Schwangerschaft kann erhöhter Alkoholkonsum zu einem fetalen Alkoholsyndrom oder zu Alkoholembryopathie führen. Ebenso können Missbildungen auftreten. Oft zeigen sich die Auswirkungen auch erst bei Lernschwierigkeiten im Schulalter. Somit ist Alkohol auch in kleinen Mengen ein absolutes Tabu in der Schwangerschaft. Auch Eis, Pralinen und Torten mit Alkohol sollten gemieden werden. Grundsätzlich sollten Sie schon ab dem Zeitpunkt, an dem Sie eine Schwangerschaft versuchen und sich noch nicht ganz sicher sind, ob eine Schwangerschaft vorliegt oder nicht (da es vielleicht etwas zu früh zum Testen ist) den Alkoholkonsum einschränken oder besser ganz verzichten, um Folgeschäden zu vermeiden.

Rauchen

Egal, ob normal oder Passivrauch. Beides ist extrem schädlich für Mutter und Kind. Giftstoffe werden aufgenommen und können zu Früh-, Fehl- oder Totgeburten führen, einen vorzeitigen Blasensprung sowie ein vorzeitiges Ablösen der Plazenta verursachen. Ebenso ist das Risiko des plötzlichen Kindstods erhöht. Folgeschäden durch Rauchen in der Schwangerschaft können auch ADHS oder späteres Asthma bei dem Kind sein.

Koffein

Koffein macht wach und leistungsfähiger. Der Blutdruck steigt und der Herzschlag beschleunigt sich. Als Faustregel kann gesagt werden, dass man nach ca. 4-5 Stunden die Hälfte des Koffeins, das man aufgenommen, wieder abgebaut hat. Als Schwangere gilt dies jedoch nicht. Schwangere verstoffwechseln Koffein viel langsamer. Um die Hälfte abzubauen, kann es teilweise bis zu 18 Std. dauern. Das Ungeborene, welches Koffein über die Plazenta aufnimmt, braucht noch viel länger zum Abbau. Wer also zu viel Koffein zu sich nimmt, kann es nicht mehr abbauen und es sammelt sich an. Die Europäische Behörde für Lebensmittelsicherheit hat festgelegt, dass bei ca. 200 Milligramm Koffein pro Tag kein Risiko für das Ungeborene besteht. Trotzdem ist weniger in diesem Fall mehr.

Es gibt leider nicht genug Datengrundlage, um die 200 Milligramm pro Tag zu bestätigen oder anzupassen. Die Daten beruhen hauptsächlich aus Selbstauskunft und andere Risikofaktoren wurden nicht berücksichtigt oder sind unklar. Sicher ist jedoch, dass 600 Milligramm und mehr Koffein dem Baby schadet. Diese Babys kommen meist mit geringerem Gewicht zur Welt, da die Plazenta schlechter durchblutet ist und das Risiko für eine Frühgeburt ist ebenfalls erhöht.

Damit Sie einen Überblick haben, wie viel Koffein in etwa wo drinsteckt, folgt nun eine kleine Übersicht:

Espresso (60ml): 80 mg
Filterkaffee (200ml): 90 mg
Cappuccino (150ml): 80 mg
Grüner Tee (200ml): 30-80 mg
Cola (330ml): 35 mg
Zartbitterschokolade (50 g): 25 mg
Kakao (200ml): 8-35 mg

Wichtige Nährstoffe für Schwangere:

Kohlenhydrate

Kohlenhydrate sind, obwohl sie aus chemischer Sicht nur Zuckerverbindungen darstellen, Hauptenergielieferanten für Gehirn und Muskeln. Sie unterscheiden sich jedoch erheblich in ihrer Qualität. Deshalb sollten Sie darauf achten, gesunde Kohlenhydrate zu sich zu nehmen, die Sie hauptsächlich in Vollkornprodukten wie Vollkornnudeln, Kartoffeln oder Vollkornbrot finden. Minderwertige Kohlenhydrate enthalten weniger Mikronährstoffe und Ballaststoffe und sättigen somit nur kurzzeitig. Sie gehen schneller ins Blut über und lassen so den Zuckerspiegel schnell ansteigen. Ebenso schnell sinkt der Blutzuckerspiegel wieder und der Hunger tritt ein. So essen Sie mehr, da Sie weniger lange gesättigt sind. Ungesunde Kohlenhydrate sind beispielsweise in Zucker, Süßigkeiten, Weißmehlprodukte und Fruchtsäften. Dass Kartoffeln Schwangerschaftsdiabetes fördern soll, ist nur ein Mythos. Sie haben zwar einen hohen Kohlenhydratanteil, jedoch wird Schwangerschaftsdiabetes von vielen verschiedenen Faktoren beeinflusst wie Alter, Übergewicht, etc. und nicht nur von einem Nahrungsmittel. Verzichten Sie lieber auf ungesunde Kohlenhydrate.

Fette

Fette sind wichtig, da viele Vitamine durch sie erst richtig ihre Wirkung entfalten können. Ebenso dienen sie den inneren Organen und dem Nervensystem. Am wichtigsten sind hierbei essenzielle Fettsäuren, die der Körper nicht selbst herstellen kann, wie beispielsweise Omega-3-Fettsäuren. Es ist notwendig, dass diese durch die Nahrung aufgenommen werden. Sie sind enthalten in Raps(-öl), Soja(-öl), Oliven(-öl), Walnuss(-öl) oder Fisch(-öl) (Lachs, Hering, Makrele). Minderwertige Fettsäuren sind in Wurstwaren, zu fettem Käse, Butter, Schmalz und Speck enthalten. Diese sollten somit reduzierter konsumiert werden.

Ballaststoffe

Ballaststoffe sind essenziell. Sie reduzieren Blutfette und sorgen dafür, den Zucker der Nahrung gleichmäßig ins Blut übergehen zu lassen. Auch unterstützen Sie bei der Verdauung, was gerade in der Schwangerschaft ein notwendiger Faktor ist. Der Darm arbeitet während der Schwangerschaft langsamer, was zu Verdauungsproblemen führt. Durch die Ballaststoffe wird die Verdauung wieder angeregt. Ballaststoffe sind in Vollkornprodukten, Gemüse, Obst und Nüssen zu finden.

Eiweiß

Eiweiße oder auch Proteine bestehen aus verschiedenen Aminosäuren. Diese gehören zu den Grundbausteinen der menschlichen Zelle. Sie sind für den Aufbau von Körperteilen zuständig, dienen als Transportstoffe und regulieren Funktionen von Zellen. Auch für die Wundheilung und Abwehr von Krankheiten sind Proteine zuständig. Viele Aminosäuren können jedoch nur durch die Nahrung aufgenommen werden. Eine regelmäßige Aufnahme von Eiweißen ist somit zu empfehlen. Dies kann tierisches wie pflanzliches Eiweiß sein. Eiweiße kommen vor in Milchprodukten, Fleisch, Fisch, Eier, Hülsenfrüchte, Nüsse, Getreide und Kartoffeln.

Mikronährstoffe

Auch wenn Sie sich ausgewogen ernähren, kann es zu einer Unterversorgung von wichtigen Mikronährstoffen kommen. Vitamine, Mineralien und Spurenelemente kann der Körper nur geringfügig speichern und muss somit immer ausreichend versorgt werden. Da gerade in der Schwangerschaft ein Mehrbedarf an diesen Mikronährstoffen besteht, muss eine optimale Versorgung gewährleistet werden, da es sonst zu Fehlbildungen oder Wachstumsstörungen des Babys kommen kann. Normalerweise können Sie mit einer gesunden Ernährung hier vorbeugen. Um aber wirklich sicher zu sein, dass kein Nährstoffmangel vorliegt, empfehlen sich regelmäßige Bluttests. Lassen Sie sich von Ihrem Arzt beraten.

Folsäure

Folsäure ist wichtig für die Zellteilung und die Wachstumsprozesse im Körper. Es ist ein wichtiger Nährstoff, um einem offenen Rücken beim Baby vorzubeugen. Eine zusätzliche Einnahme von Folsäure von ca. 400 µg täglich ab dem Zeitpunkt des Kinderwunsches wird oft empfohlen. Besprechen Sie die Einnahme jedoch vorab mit Ihrem Arzt.

Folsäure ist enthalten in:

- Dunkelgrünem Gemüse (Mangold, Grünkohl, Spinat, Brokkoli)
- Hülsenfrüchte und Linsen
- Rote Bete
- Sprossen
- Nüsse und Samen

Vitamin B12 und Eisen

Beides ist wichtig für die Blutbildung sowie den Eiweiß- und Nervenstoffwechsel. Durch die Schwangerschaft und der Bildung der Plazenta sowie der Steigerung des Blutvolumens der Mutter ist der Eisenbedarf erhöht. Der Mehrbedarf kann oft über die Nahrung zugeführt werden. Sind Sie Vegetarier, sollten Sie über ein Blutbild prüfen lassen, ob ein Vitamin B12 Mangel besteht. Ob Sie eine Ergänzung benötigen, können Sie vorab mit Ihrem Arzt klären.

Vitamin B12 und Eisen sind enthalten in:
- Fleisch
- Vollkornprodukte
- Hülsenfrüchte
- Haferflocken

Calcium

Calcium ist wichtig für das Skelett und die Knochenbildung des Babys. Insbesondere im 3. Trimester steigt der Bedarf. Der tägliche Bedarf liegt bei etwa 1200 Milligramm.

Calcium ist enthalten in:
- Milchprodukte
- Sardinen
- Chiasamen
- Hülsenfrüchte
- Linsen
- Mandeln
- Rhabarber
- Tofu
- Feigen
- Spinat

Zink

Zink ist wichtig für den Stoffwechsel und das Immunsystem.

Zink ist enthalten in:
- Fleisch
- Milchprodukte
- Eier
- Linsen
- Nüsse
- Sonnenblumenkerne
- Grüne Erbsen

Vitamin B6

Vitamin B6 ist wichtig für die Nerven und Abwehrkräfte.

Vitamin B6 ist enthalten in:
- Fleisch und Fisch
- Kartoffeln
- Avocado
- Vollkornprodukte

Jod

Jod ist wichtig für Schilddrüse von Mutter und Kind sowie für Stoffwechselprozesse. Eine Einnahme von 100 bis 150 µg täglich wird empfohlen.

Jod ist enthalten in:
- Meeresfisch
- Jodiertes Speisesalz
- Milchprodukte

Vitamin D

Vitamin D ist wichtig für die Knochenbildung und den Stoffwechsel.

Vitamin D ist enthalten in:
- Fettreichen Fischsorten
- Pilze
- Eigelb
- Sonneneinstrahlung

Omega-3-Fettsäuren

Omega-3 ist wichtig für die Entwicklung des Gehirns und die Sehfunktion. Wenn Sie kein Fisch essen und zu wenig Nüsse, dann ist die Einnahme von Supplements sinnvoll. 200 µg pro Tag wird als Menge empfohlen.

Omega-3-Fettsäuren sind enthalten in:
- Mikroalgen
- Seefisch
- Raps-, Walnuss-, Oliven- und Leinöl
- Walnüsse

Vitamin A

Vitamin A ist wichtig für die Lungenentwicklung des Babys. Jedoch kann eine Überdosierung zu Fehlbildungen führen.

Vitamin A ist enthalten in:
- Karotten
- Kürbis
- Spinat
- Aprikosen

Vitamin C

Vitamin C sorgt für den Aufbau des Bindegewebes und des Immunsystems.

Vitamin C ist enthalten in:
- Paprika
- Brokkoli
- Beeren
- Zitrusfrüchte

Magnesium

Magnesium ist für den Knochenaufbau und das Wachstum zuständig. Es ist an mehr als 300 Stoffwechselvorgängen im Körper beteiligt.

Magnesium ist enthalten in:
- Weizenkleie
- Vollkornprodukte
- Nüsse
- Sonnenblumenkerne

Im Nachfolgenden finden Sie eine Übersicht an empfohlener, ausgewogener Ernährung für Schwangere. Dies sind Richtlinien der Gesellschaft für Ernährung und dienen dem Überblick, wie eine ausgewogene Ernährung aussehen sollte.

Getränke
Ca. 2-3 Liter am Tag. Achten Sie auf eine ausreichende Wasserzufuhr und versuchen Sie Fruchtsäfte und zuckerhaltige Getränke zu vermeiden.

Gemüse
3 Portionen (1 Portion = 1 Handvoll) am Tag. An Gemüse dürfen Sie alles rauf und runter essen, soviel Sie wollen.

Obst
2 Portionen (1 Portion = 1 Handvoll) am Tag. Achten Sie hier auf Obstsorten, die nicht so viel Fruchtzucker enthalten.

Kohlenhydrate
Greifen Sie auf gesunde Vollkornprodukte zurück und achten Sie auf den Zuckergehalt.

Nüsse und Samen
Ca. 20g am Tag. Achten Sie auf Nüsse, die keine Omega-6-Fettsäuren enthalten wie Mandeln, Walnüsse, Cashew, Haselnüsse etc. Verzichten Sie auf Erdnüsse und gesalzene Nüsse.

Fette und Öle
Ca. 1-2 EL am Tag. Benutzen Sie gesunde Öle wie Olivenöl, Rapsöl und Walnussöl.

Milchprodukte, Eier und Käse
Versuchen Sie fette Milchprodukte zu vermeiden und greifen Sie auf die Light-Variante zurück. Reduzieren Sie wenn möglich Sahne, Schmand und Crème fraîche sowie Pudding, Milchreis etc.

Fisch
1-2 mal pro Woche ca. 150g. Verzichten Sie auf eingelegten Fisch in Mayonnaise.

Wurst und Fleisch
1-2 mal pro Woche ca. 150g. Meiden Sie fettreiches Fleisch sowie Wurst und greifen Sie auf magere Sorten zurück.

Ungesunde Snacks
Bei Bedarf eine kleine Handvoll am Tag.

Kleine Portionen sind angenehmer

Wenn Sie 5-6 Portionen über den Tag verteilt essen, hat das viele Vorteile

- Kleinere Mengen an Nahrung helfen bei Morgenübelkeit
- Der Blutzucker bleibt konstant
- Besser verdaulich
- Kann Sodbrennen vermindern

Wenn Sie diese einfachen Tipps befolgen und eine gesunde Ernährung anstreben so steht der gesunden Entwicklungen Ihres Babys nichts im Wege. Selbst wenn Tage dabei sind, an denen Sie alle guten Ernährungstipps über den Haufen werfen, so kommt es doch auf die Gesamtheit an. Und wenn diese stimmt, so tun Sie sich und Ihrem Baby etwas Gutes und Ihre Gewichtszunahme wird sich während der Schwangerschaft im Rahmen halten.

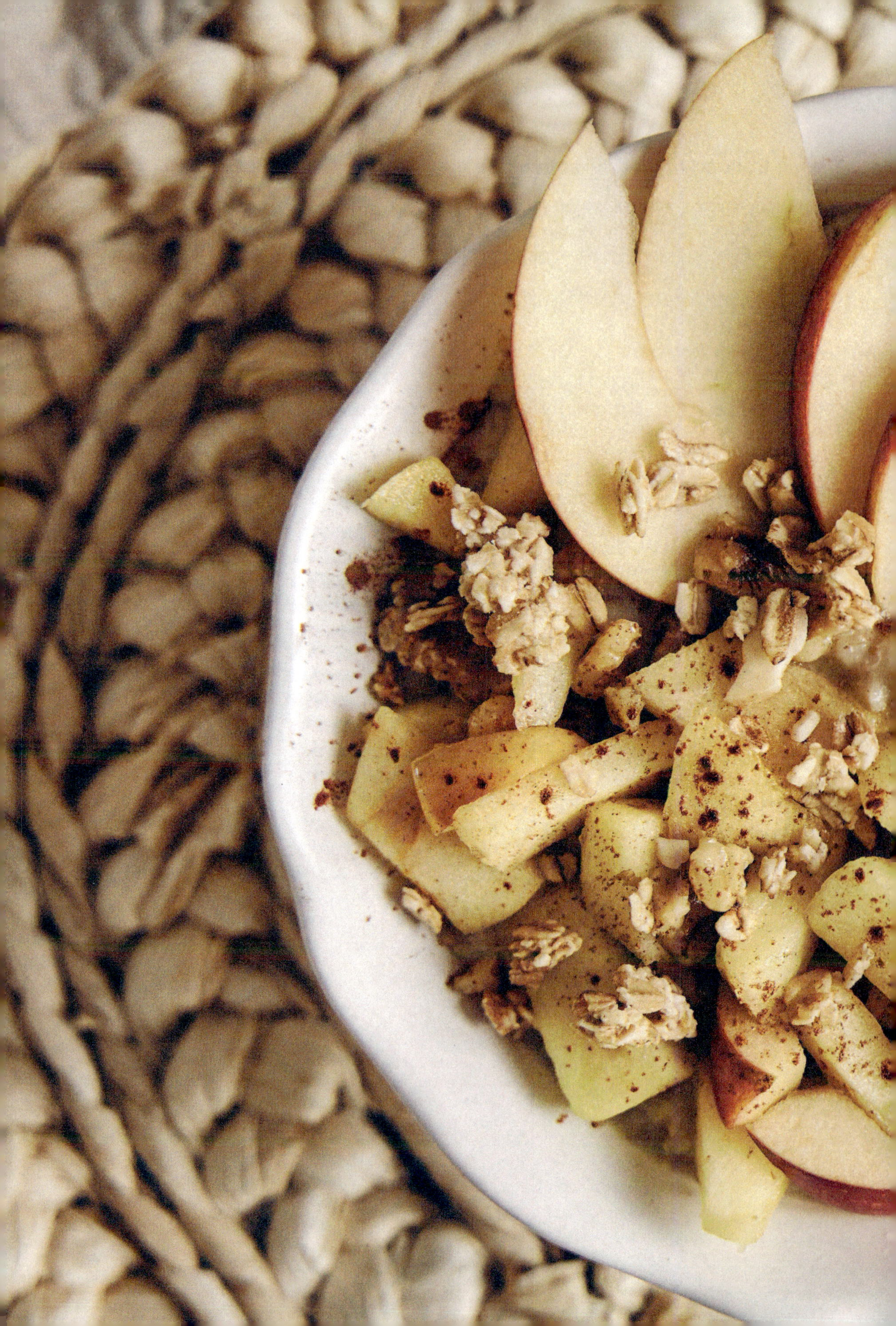

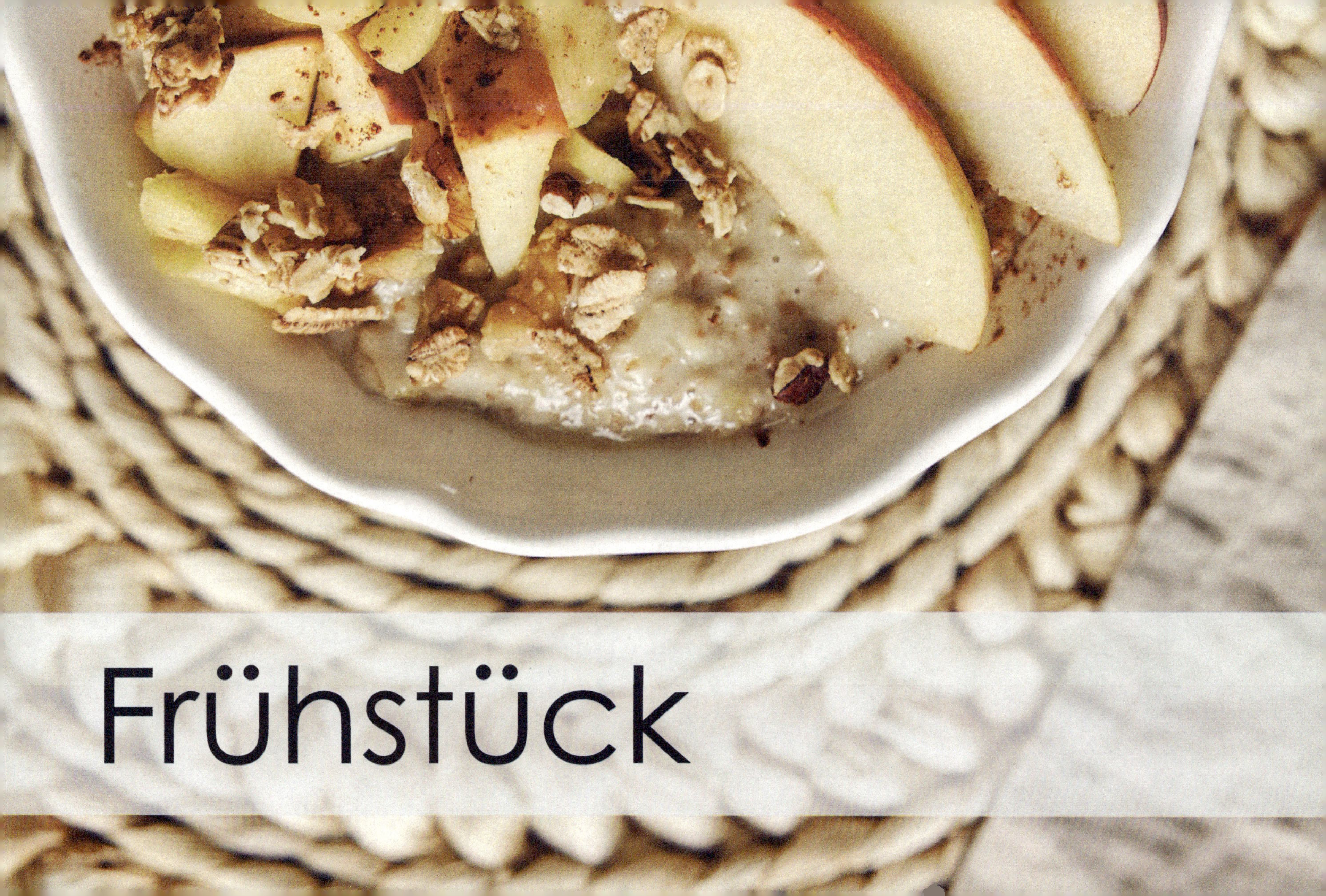

Frühstück

Erdbeer-Frühstücksquark

Zeit: 15 Minuten | Kalorien: 378 | Stufe: Einfach | Menge: 2

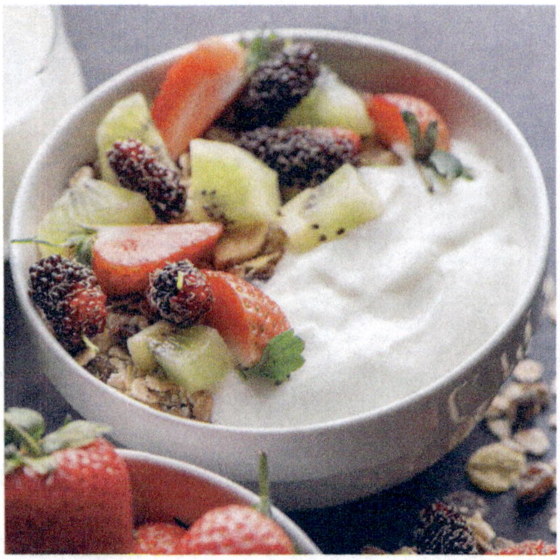

Zutaten

50 g	Erdbeeren (4-5)
30 g	Bananen (1/4)
20 g	Heidelbeeren
20 g	Kiwi (1/2)
50 g	Magerquark
10 g	Mandelsplitter
5 g	Walnüsse
10 ml	Frischmilch (1 EL)
5 ml	Leinöl (1 TL)
5 ml	Zitronensäure (1 TL)

Zubereitung

Alle Zutaten bis auf die Nüsse und Früchte in einen Mixer geben und vermischen.

Den Mix in eine Schüssel geben und mit den Früchten sowie Walnüssen dekorieren.

Beeren-Müsli

Zeit: 15 Minuten | Kalorien: 424 | Stufe: Einfach | Menge: 2

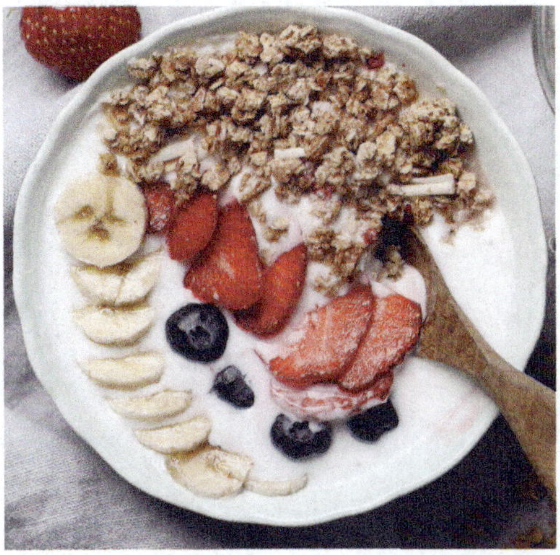

Zutaten

300 g	Naturjoghurt
100 g	Erdbeeren (8-9)
100 g	Heidelbeeren
50 g	Himbeeren
20 g	Haferflocken
20 g	Mandeln
20 g	Kokosraspeln
25 g	Vollkornflocken
15 g	Sonnenblumenkerne
5 ml	Zitronensäure (1 TL)
5 ml	natives Kokosöl (1 TL)

Zubereitung

Die Mandeln klein hacken und mit den Haferflocken, den Kokosraspeln und den Sonnenblumenkernen vermischen.

In einer Pfanne die Kernmischung mit dem Kokosöl bei mittlerer Hitze goldbraun anrösten.

Anschließend die Vollkornflocken unterrühren und für 2 Minuten mit anrösten. Danach zur Seite stellen und abkühlen lassen.

Nun die Beeren reinigen und trocken tupfen.

In einer Schüssel den Joghurt mit der Zitronensäure gut vermischen und in zwei Schüsseln verteilen.

Die Müsli-Mischung über den Joghurt geben und zum Schluss die Beeren als Topping darauf verteilen.

Basisches-Müsli

Zeit: 15 Minuten | Kalorien: 345 | Stufe: Einfach | Menge: 2

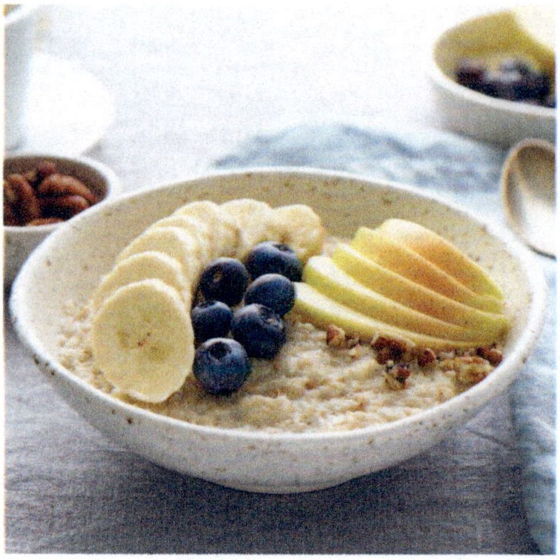

Zutaten

50 g	Apfel (1)
25 g	Hirsekörner
60 g	Buchweizen
35 g	Kürbiskerne
25 g	Sonnenblumenkerne
25 g	Haselnüsse
1 TL	Zimt
450 ml	Wasser

Zubereitung

Hirsekörner, Buchweizen, Samen und Nüsse fein zerkleinern.

Alle zerkleinerten Lebensmittel in einem Topf mit dem Wasser zum Kochen bringen. Temperatur runterdrehen und 3 Minuten ziehen lassen.

In der Zwischenzeit einen Apfel oder eine Banane waschen, schälen und in mundgerechte Stücke schneiden.

Das Müsli vom Herd nehmen und abkühlen lassen. Danach mit dem Apfel/ der Banane dekorieren und mit Zimt bestäuben.

Tipp: Das Müsli am besten in der doppelten Menge zubereiten. Somit hat man einen Vorrat für mehrere Tage.

Bircher-Müsli

Zeit: 15 Minuten | Kalorien: 416 | Stufe: Einfach | Menge: 2

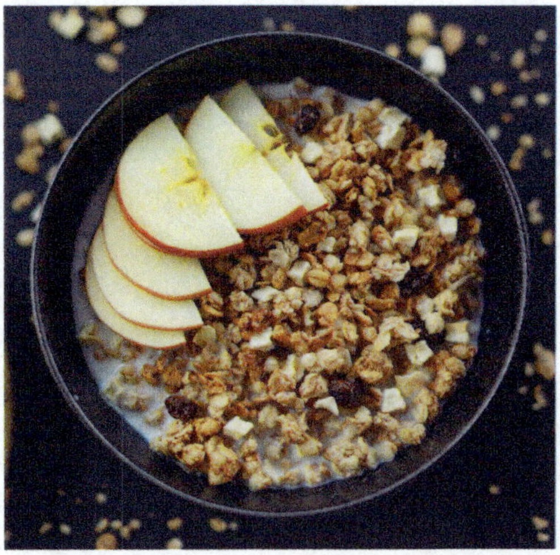

Zutaten

95 g	Teffflocken
70 g	Apfel (1)
60 g	Heidelbeeren (6)
30 g	Haselnüsse
30 g	Leinsamen
400 ml	Mandelmilch

Zubereitung

Flocken, Nüsse und Samen fein zerkleinern (Mixer).

Nun die Müsli-Mischung in eine Schüssel füllen und die Mandelmilch hinzugeben und 15 Minuten ziehen lassen.

In der Zwischenzeit die Äpfel und Heidelbeeren waschen und in mundgerechte Stücke schneiden.

Alles miteinander vermischen und genießen.

Tipp: Je nach Geschmack mit Zimt würzen.

Hanfsamen-Hafer-Porridge

Zeit: 15 Minuten | Kalorien: 421 | Stufe: Einfach | Menge: 2

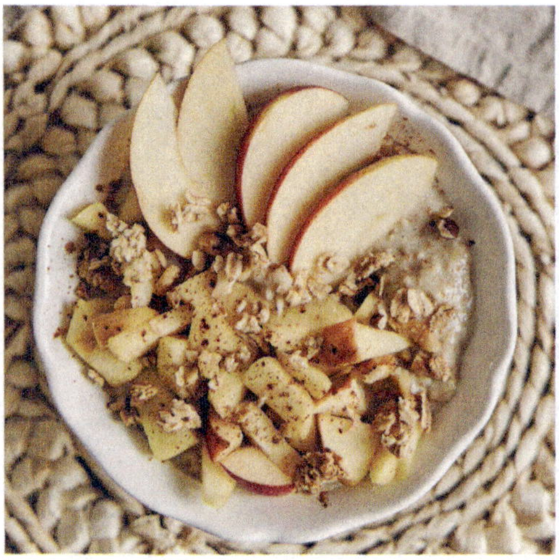

Zutaten

110 g	Leinsamen
100 g	Haferflocken
70 g	Apfel (1)
25 g	Haferkleie
20 g	Hanfsamen
500 ml	Hafermilch
1 g	Vanille
	Salz

Zubereitung

Haferflocken, Haferkleie und Samen mit der Hafermilch in einem Topf verrühren und eine Prise Salz dazugeben.

Auf mittlerer Hitze unter ständigem Umrühren für 5 Minuten köcheln lassen.

Apfel waschen und in mundgerecht Stücke schneiden.

Apfelstücke auf dem Porridge verteilen und genießen. Gegebenenfalls mit Zimt bestäuben.

Haferflocken-Porridge

Zeit: 15 Minuten | Kalorien: 354 | Stufe: Einfach | Menge: 2

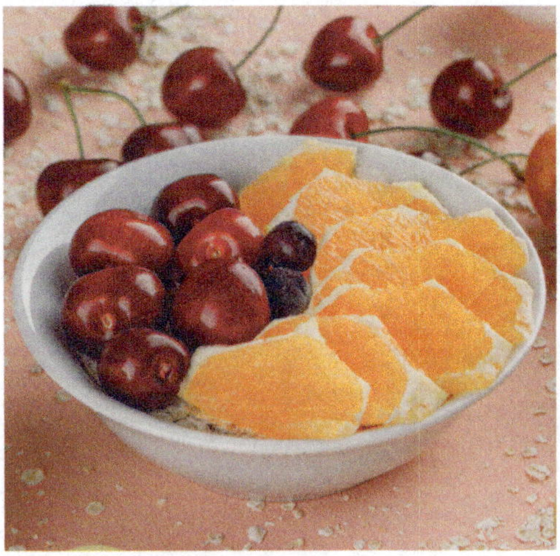

Zutaten

150 g	Frischkäse
70 g	Haferflocken
40 g	Sauerkirschen (7)
20 g	Orangen (1/2)
150 ml	Wasser

Zubereitung

Haferflocken mit dem Wasser 5 Minuten ziehen lassen.

In der Zwischenzeit die Kirschen reinigen und entkernen.

Die Kirschen und Orangen mit dem Frischkäse vermengen und unter die Haferflocken rühren.

Anrichten und genießen.

Protein-Porridge

Zeit: 15 Minuten | Kalorien: 489 | Stufe: Einfach | Menge: 2

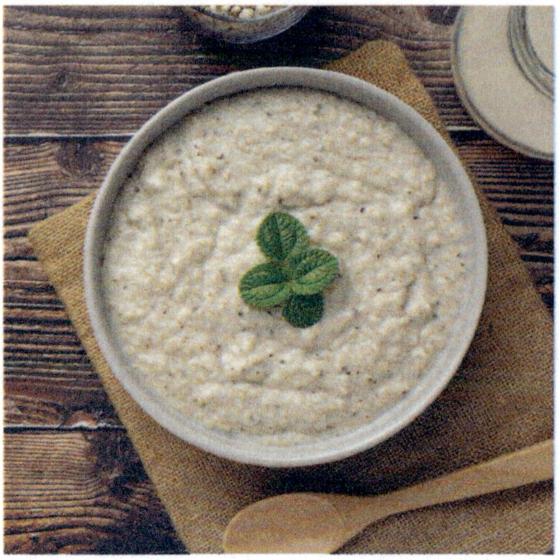

Zutaten

80 g	Heidelbeeren
50 g	Haferflocken
25 g	Leinsamen
25 g	Walnüsse
20 g	Pistazien
20 g	Mandeln
400 ml	Hafermilch

Zubereitung

Haferflocken, Samen, Nüsse und Mandeln in einen Mixer geben und fein zerkleinern.

Das Pulver bei mittlerer Hitze für 5 Minuten mit der Hafermilch aufkochen lassen.

Jetzt die Heidelbeeren reinigen und unter das Porridge mischen.

Gegebenenfalls mit Zimt beträufeln.

Buchweizenbrei

Zeit: 20 Minuten | Kalorien: 341 | Stufe: Einfach | Menge: 2

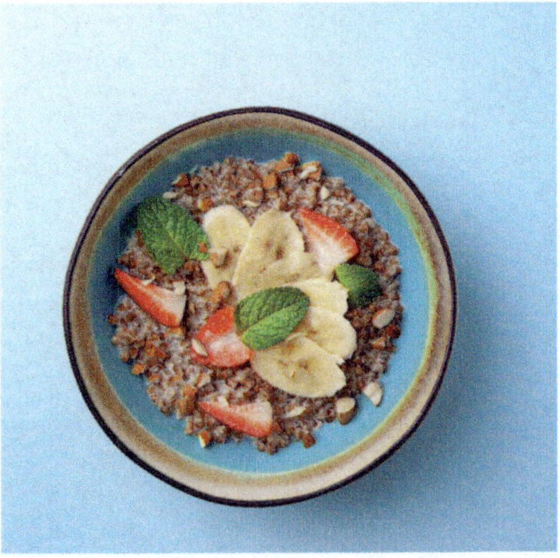

Zutaten

210 g	Buchweizen
170 g	Erdbeeren (12)
80 g	Mandeln (gehackt)
20 g	Kokosblütenzucker
1 TL	Zimt
450 ml	Mandelmilch
	Salz

Zubereitung

Buchweizen in einer Pfanne ohne Öl anrösten, bis er duftet. Dabei darauf achten, dass nichts anbrennt.

Den Buchweizen mit der Mandelmilch und Salz aufkochen lassen. Gelegentlich umrühren und 15 Minuten quellen lassen.

In der Zwischenzeit die Mandeln klein hacken.

Nun alles in eine Schüssel geben, mit dem Kokosblütenzucker und Zimt abschmecken und mit den Erdbeeren dekorieren.

Tipp: Statt Erdbeeren eignen sich auch Äpfel, Bananen, Blaubeeren oder Himbeeren.

Himbeer-Mandel-Hirsebrei

Zeit: 10 Minuten | Kalorien: 354 | Stufe: Einfach | Menge: 2

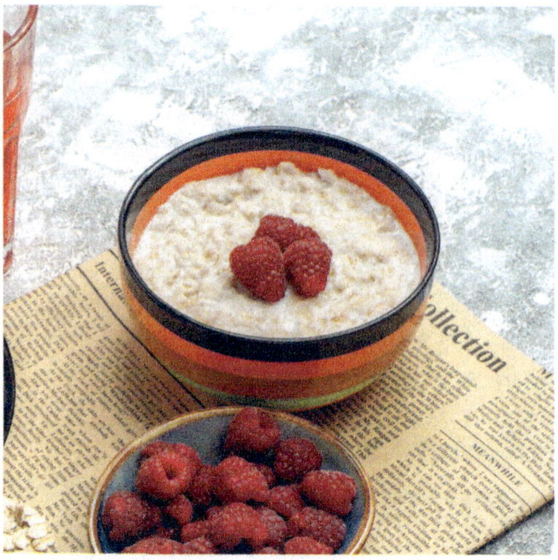

Zutaten

150 g	Naturjoghurt
50 g	Erdbeeren (4-5)
50 g	Heidelbeeren (20)
50 g	Himbeeren (10)
50 g	Hirse
20 g	Mandelblättchen
5 g	Zimt (1 TL)
5 g	Salz (1 TL)
150 ml	Wasser
5 ml	Leinöl (1 TL)

Zubereitung

Die Hirse in einem Topf mit Salz für 10 Minuten bei mittlerer Stufe köcheln lassen.

Währenddessen die Mandelblättchen in einer Pfanne ohne Öl leicht rösten und abkühlen lassen.

Die Beeren reinigen und in mundgerechte Stücke schneiden.

Nun die Hirse mit dem Naturjoghurt, dem Zimt und dem Leinöl vermischen.

Als Topping die Beeren und die Mandelblättchen verwenden und anrichten.

Apfel-Karotten-Porridge

Zeit: 25 Minuten | Kalorien: 417 | Stufe: Einfach | Menge: 2

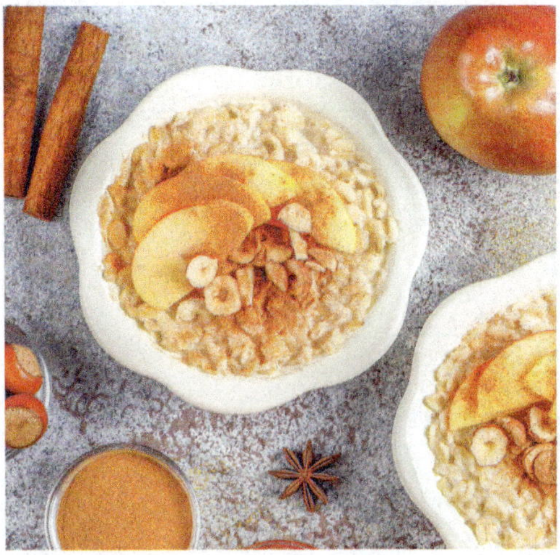

Zutaten

100 g	Haferflocken
100 g	Karotten (1-2)
100 g	Apfel (1)
35 g	Haselnüsse
5 g	Zimt (1 TL)
5 g	Leinsamen
5 g	Butter
300 ml	Hafermilch ungesüßt
125 ml	Wasser
5 ml	Zitronensäure (1 TL)

Zubereitung

Karotten reinigen und mit einer Reibe grob raspeln.

Äpfel reinigen und in feine Spalten schneiden.

Die Hafermilch mit Wasser in einem Topf erhitzen. Anschließend die Haferflocken, die Karotten und die Leinsamen hinzugeben.

Bei milder Stufe für 15 Minuten mit geschlossenem Deckel köcheln lassen.

Währenddessen die Apfelspalten mit Butter in eine Pfanne geben und mit dem Zimt für 3 Minuten andünsten.

Den Porridge in Schalen aufteilen und die Apfelspalten hinzugeben.

Haselnüsse klein schneiden und zum Verzieren nutzen.

Avocado mit Knäckebrot

Zeit: 5 Minuten | Kalorien: 278 | Stufe: Einfach | Menge: 2

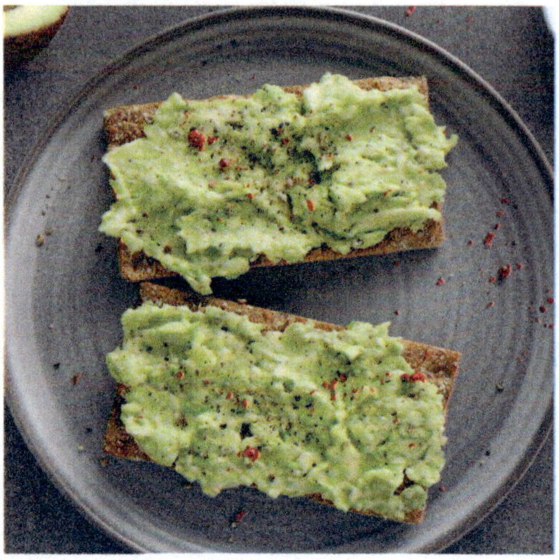

Zutaten

220 g	Avocado (1)
60 g	Roggenknäckebrot (4 Stck.)
10 ml	Limettensaft (1 EL)
	Salz
	Pfeffer

Zubereitung

Avocado reinigen und schälen.

Avocado mit Limettensaft in einer Schüssel verquirlen und mit Salz und Pfeffer abschmecken.

Den Avocado Aufstrich auf dem Knäckebrot verteilen und genießen.

Frischkäse mit Knäckebrot

Zeit: 5 Minuten | Kalorien: 187 | Stufe: Einfach | Menge: 2

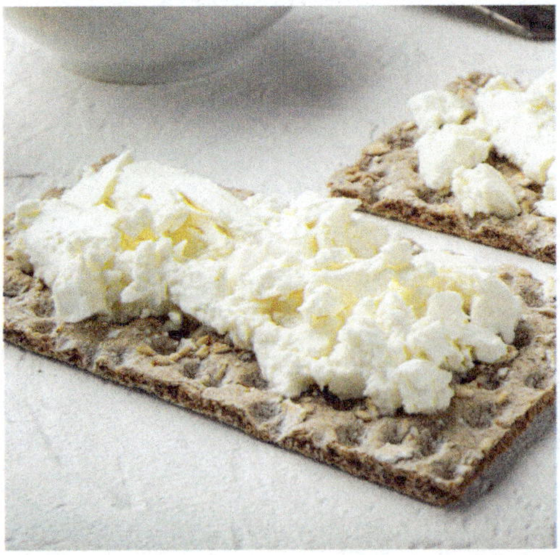

Zutaten

150 g	Frischkäse
60 g	Roggenknäckebrot (4 Stck.)
25 g	Schnittlauch
10 ml	Limettensaft (1 EL)
	Salz
	Pfeffer

Zubereitung

Frischkäse in einer Schüssel mit dem geschnittenen Schnittlauch und dem Limettensaft vermischen.

Den Frischkäseaufstrich mit Salz und Pfeffer abschmecken, auf dem Knäckebrot verteilen und anschließend genießen.

Hafer-Pancakes

Zeit: 15 Minuten | Kalorien: 374 | Stufe: Einfach | Menge: 2

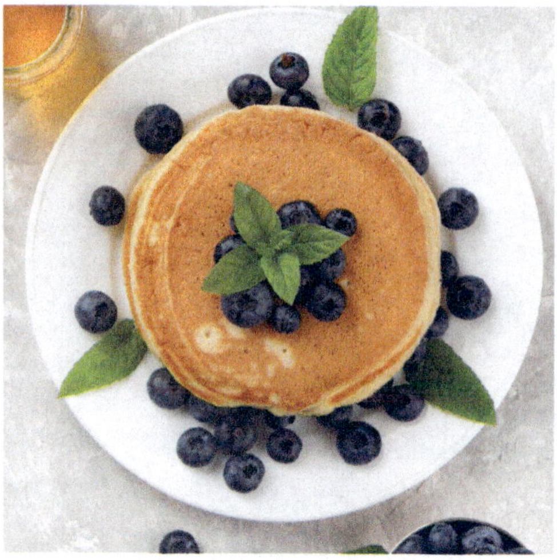

Zutaten

100 g	Haferflocken
100 g	Banane (1)
200 ml	Hafermilch

Zubereitung

Haferflocken in den Mixer geben und fein mahlen.

Anschließend die Mandelmilch sowie die Banane hinzugeben und pürieren.

Nun die Teig-Mischung in die bereits erhitzte Pfanne geben, für ca. 3 Minuten auf beiden Seiten anbraten.

Auf einem Teller anrichten und genießen.

Erdmandel-Waffeln

Zeit: 25 Minuten | Kalorien: 521 | Stufe: Einfach | Menge: 2

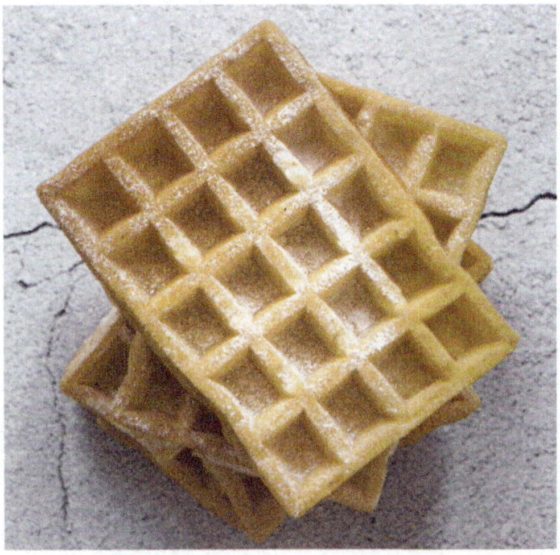

Zutaten

130 g	Haferflocken
70 g	Erdmandelmehl
20 g	Kokosöl (2 EL)
5 g	Zimt(1 TL)
130 ml	Hafermilch
80 ml	Wasser

Zubereitung

Haferflocken in einem Mixer fein zerkleinern.

Anschließend Erdmandelmehl, Hafermilch, Kokosöl, Wasser und Zimt dazugeben und für ca. eine Minute im Mixer vermengen.

Nun den Teig beiseite stellen und für 10 Minuten quellen lassen.

Das Waffeleisen vorheizen und mit etwas Kokosöl einreiben. Nun den Teig einfüllen und für 3 Minuten goldgelb backen.

Fitnessbrötchen

Zeit: 30 Minuten | Kalorien: 838 | Stufe: Einfach | Menge: 2

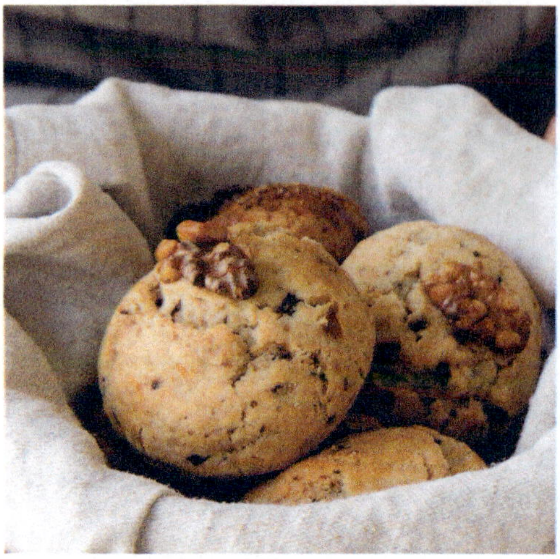

Zutaten

2	Eigelb
300 g	Magerquark
200 g	Dinkelflocken
100 g	Dinkelvollkornmehl
50 g	Walnüsse
10 g	Leinsamen
2 g	Trockenhefe
2 g	Salz

Zubereitung

Ofen auf 180 °C (Ober-/Unterhitze) vorheizen.

Alle Zutaten bis auf das Eigelb in eine Schüssel geben und miteinander vermischen.

Anschließend mit einem Kochlöffel kleine Brötchen formen und mit dem Eigelb bestreichen.

Zur Dekoration die Brötchen mit etwas Walnüssen und Leinsamen beträufeln.

Nun die Brötchen für ca. 25 Minuten auf 180 °C backen.

Nach dem Backen ca. 15 Minuten abkühlen lassen.

Quark-Eiweiß-Brot

Zeit: 35 Minuten | Kalorien: 243 | Stufe: Einfach | Menge: 2

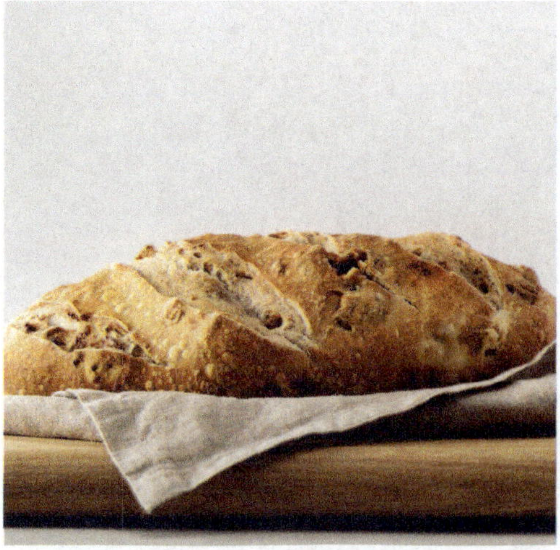

Zutaten

2	Eier
150 g	Magerquark
20 g	Walnüsse
5 g	Sonnenblumenkerne
5 g	Salz
5 g	Eiweißpulver
2 g	Natron

Zubereitung

Den Backofen auf 180 °C Ober-/Unterhitze vorheizen.

Alle Zutaten in eine Schüssel geben und miteinander vermischen.

Den Brotteig in eine Backform geben, glatt streichen und für 30 Minuten bei 180 °C backen.

Aus dem Ofen nehmen und mindestens 30 Minuten abkühlen lassen.

Karotten-Eiweiß-Brot

Zeit: 90 Minuten | Kalorien: 194 | Stufe: Normal | Menge: 2

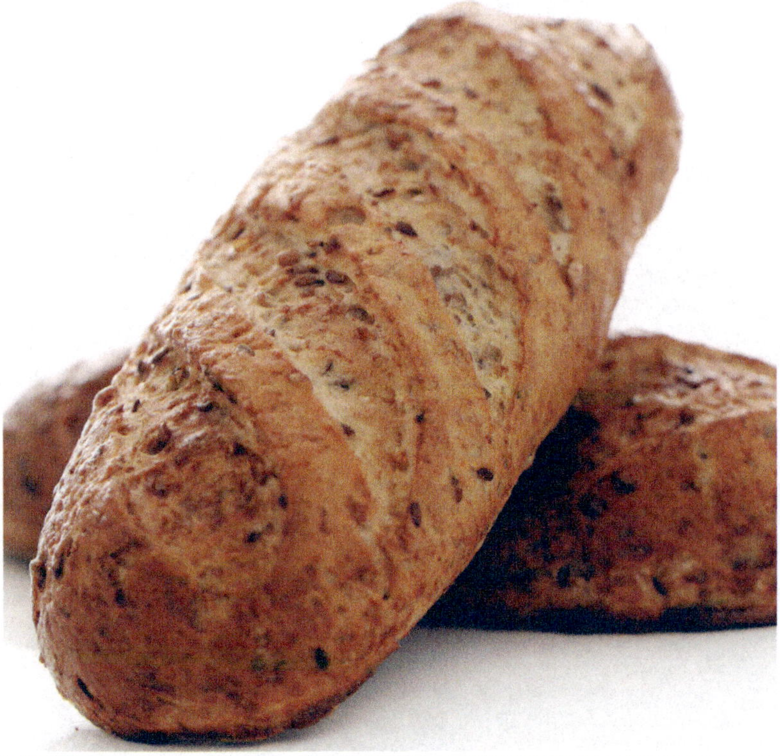

Zutaten

4	Eier
250 g	Magerquark
150 g	gemahlene Mandeln
150 g	Leinsamen
15 g	Sonnenblumenkerne
5 g	Sojamehl
5 g	Schmelzflocken
5 g	Brotgewürz
5 g	Backpulver
5 g	Salz

Zubereitung

Den Backofen auf 150 °C Ober-/Unterhitze vorheizen.

Karotten reinigen und in grobe Stücke raspeln.

Anschließend alle Zutaten in eine Schüssel geben und miteinander vermischen.

Die Teig-Mischung in eine Brotbackform geben und glatt streichen.

Für ca. 90 Minuten bei 150 °C backen, bis sich eine schöne Kruste gebildet hat.

Aus dem Ofen nehmen und mindestens eine Stunde abkühlen lassen.

Omega-3-Brot

Zeit: 50 Minuten | Kalorien: 512 | Stufe: Normal | Menge: 2

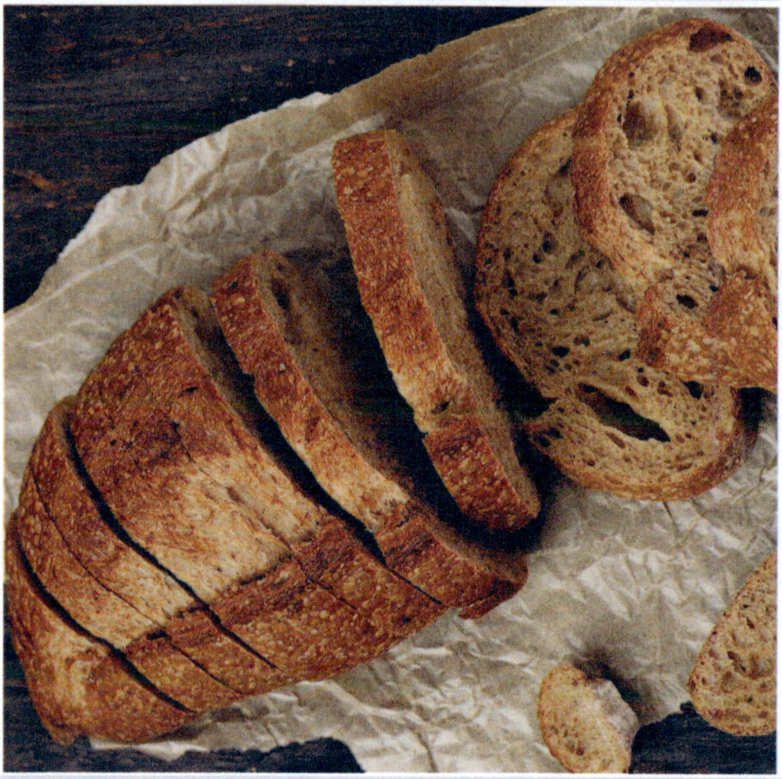

Zutaten

350 g	Dinkelvollkornmehl
100 g	Dinkelmehl
80 g	Hanfsamen
80 g	Walnüsse
75 g	Leinsamen
50 g	Sojamehl
20 g	Kürbiskerne
20 g	Chiasamen
15 g	Trockenbackhefe
15 g	Salz
3 g	Brotgewürz
300 ml	Wasser
15 ml	Walnussöl (1-2 EL)

Zubereitung

Walnüsse in grobe Stücke haken.

Alle trockenen Zutaten verrühren. Öl und warmes Wasser (ca. 30 °C) zufügen und mit der Hand mindestens 10 Minuten durchkneten. Mit einer Knetmaschine ist dies auch möglich.

Nun den Teig mit einem Tuch abdecken und für 30 Minuten an einem warmen Ort gehen lassen.

Den Teig wieder für 5 Minuten kneten und in die Form eines Brotes rollen.

Den Teig wieder abdecken und für 45 Minuten an einem warmen Ort ruhen lassen.

Den Backofen auf 175 °C vorheizen, das Brot mit den Samen bestreuen und rautenförmig einritzen sowie für 40 Minuten backen.

Ca. zwei Stunden abkühlen lassen und in ca. 20 Scheiben schneiden.

Glutenfreie Kürbisbrötchen

Zeit: 60 Minuten | Kalorien: 144 | Stufe: Normal | Menge: 2

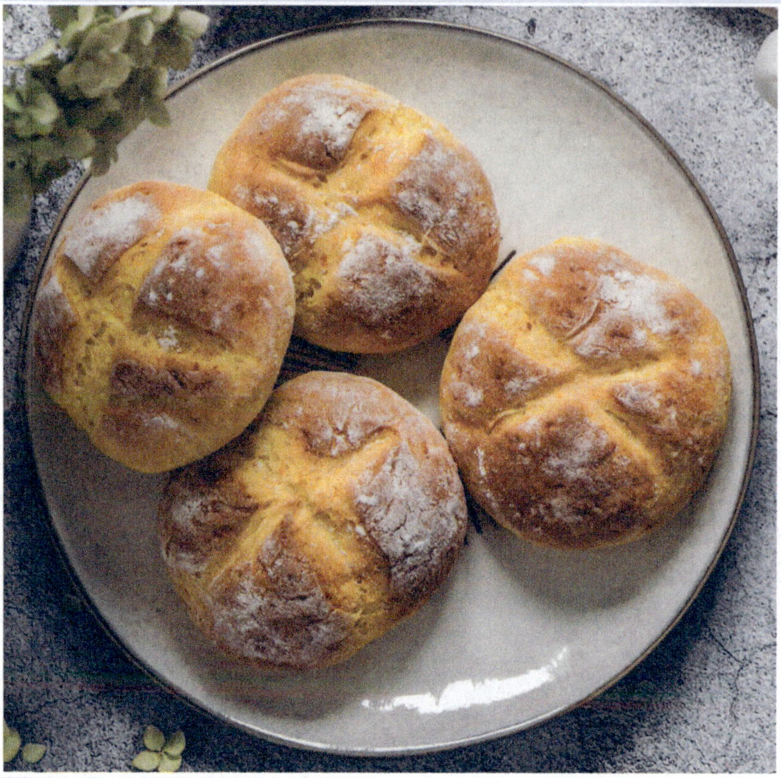

Zutaten

275 g	Vollkornmehl
220 g	Hokkaidokürbis
20 g	Flohsamen
15 g	Salz
10 g	Backpulver (1 EL)
2 g	Kurkuma
1 g	Natron
260 ml	Sprudelwasser
15 ml	Sonnenblumenöl (1-2-EL)
10 ml	Apfelessig

Zubereitung

Ofen auf 200 °C Ober- und Unterhitze vorheizen.

Kürbis reinigen, entkernen und 200 g abschneiden sowie in Spalten schneiden.

Diese Spalten auf ein Backblech mit Backpapier legen und in den Ofen schieben. Nach 15 Minuten sollte der Kürbis weich genug zum Pürieren sein.

Vollkornmehl, Natron, Kurkuma, Backpulver, Salz und Flohsamen in eine Schüssel geben und gut verrühren.

Nun den garen Kürbis aus dem Ofen nehmen und mit Öl und Apfelessig pürieren.

Kürbismus in die Schüssel geben, vermischen sowie nach und nach das Sprudelwasser hinzugeben.

Jetzt die Teig-Mischung in 6-8 Brötchen formen. Die Brötchen mit Mehl bestäuben, damit sie rustikaler aussehen.

Brötchen mit einem Kreuz einschneiden und auf ein Backblech mit Backpapier legen. Bei 200 °C für 30 Minuten backen.

Danach auf 180 °C für weitere 5 Minuten backen. Im Anschluss den Backofen ausschalten und die Brötchen garen lassen.

Die Brötchen mindestens eine Stunde abkühlen lassen.

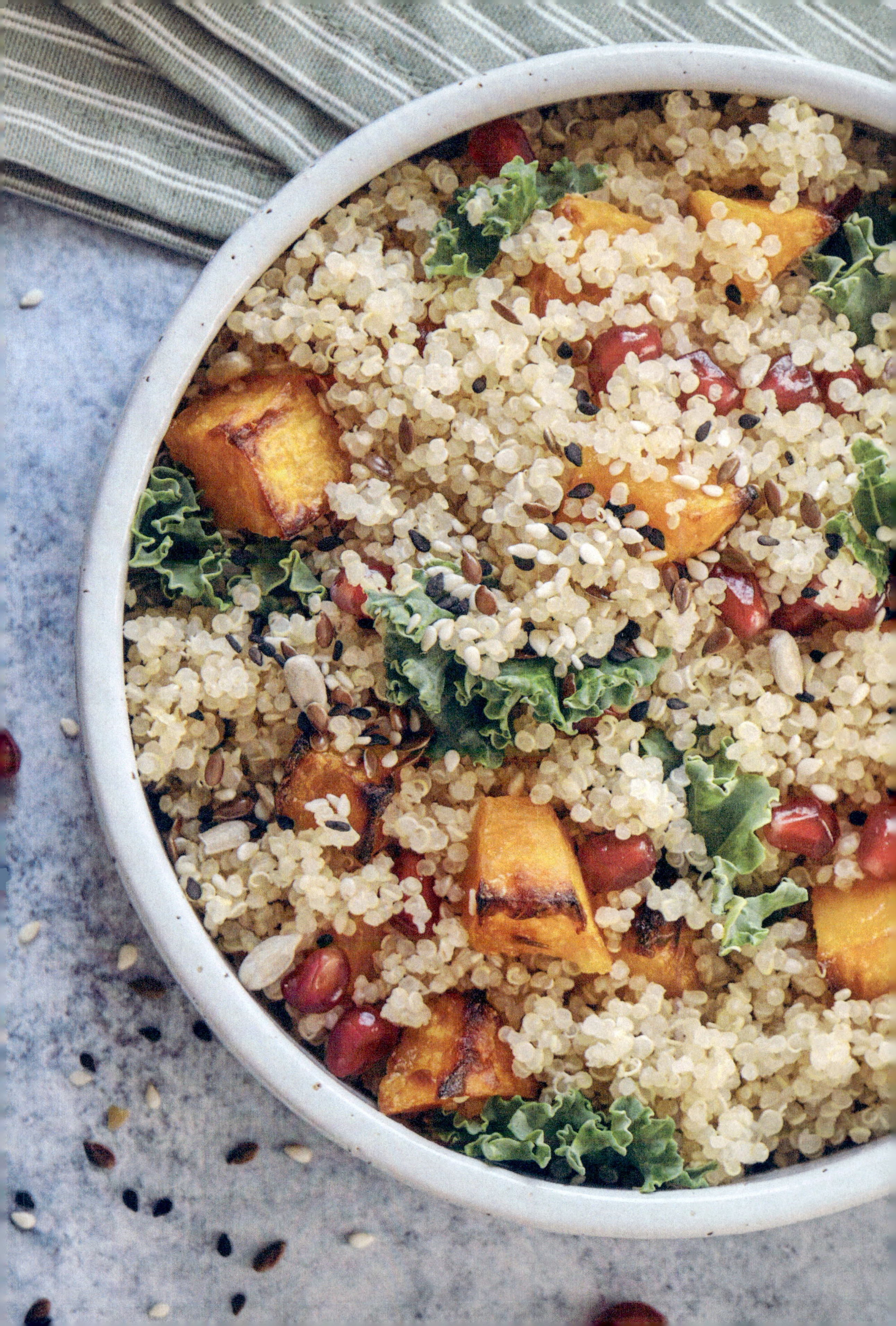

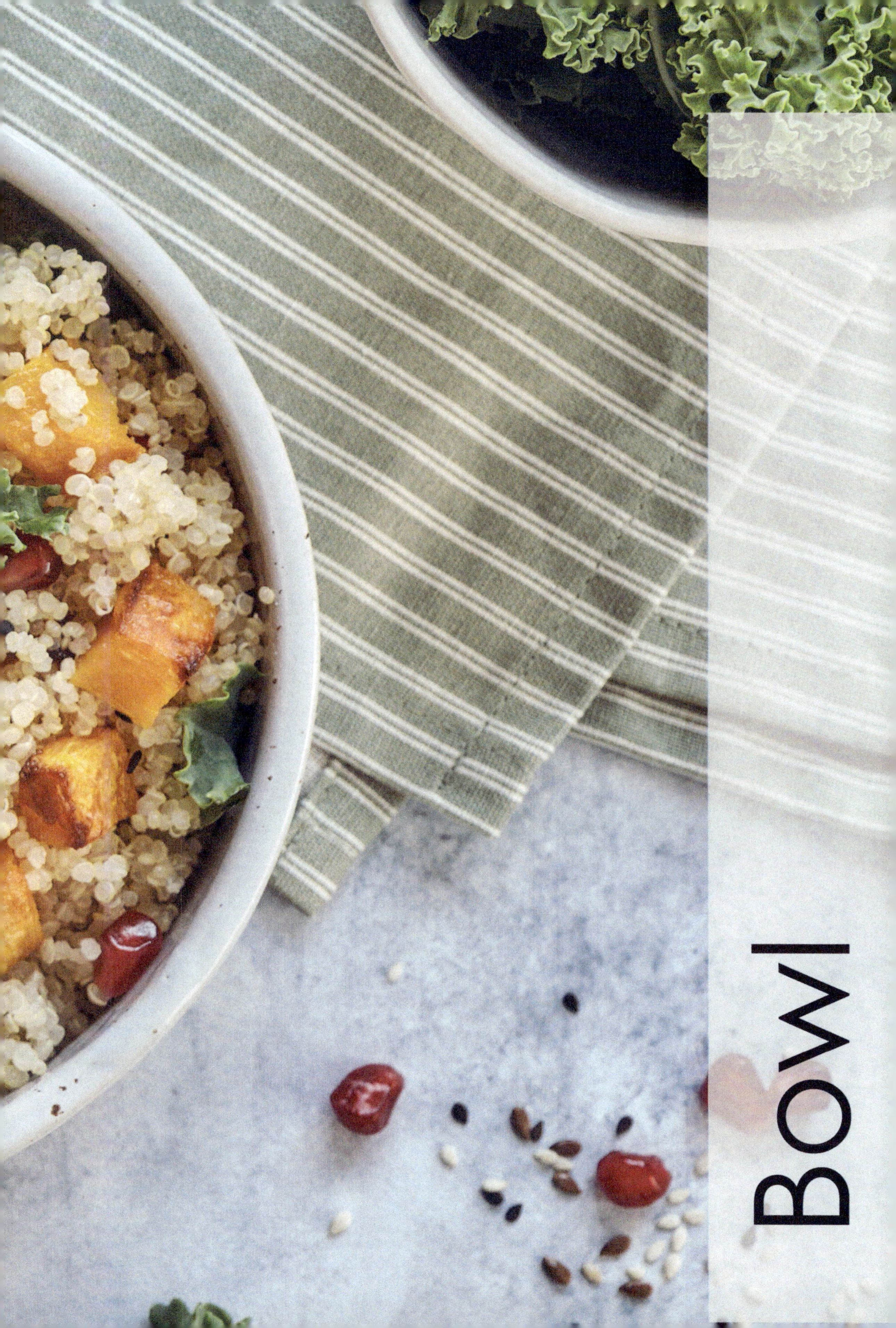

Bowl

Smoothie-Bowl

Zeit: 5 Minuten | Kalorien: 261 | Stufe: Einfach | Menge: 2

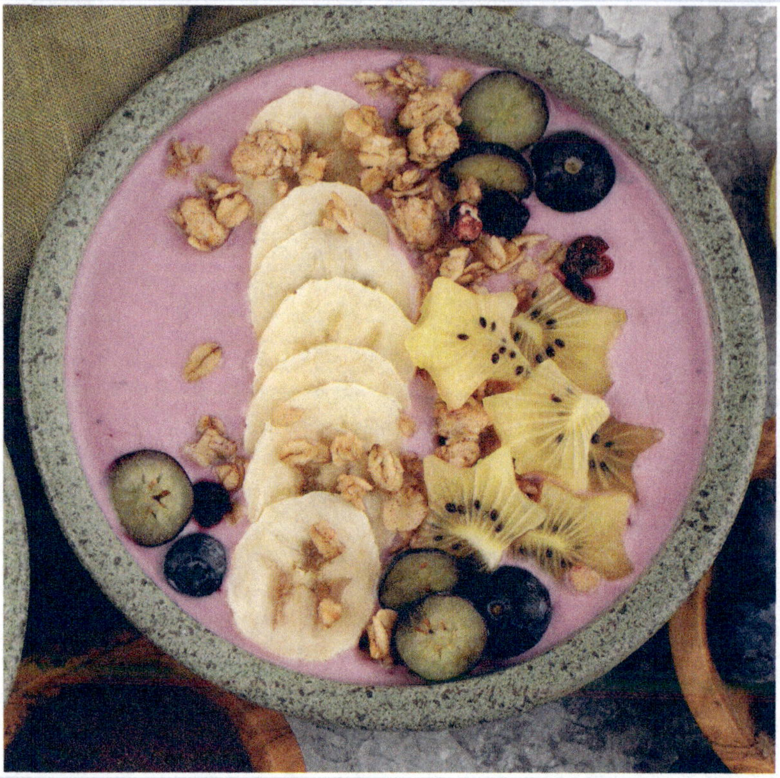

Zutaten

220 g	Heidelbeeren
140 g	Bananen (1)
65 g	Kokos-Joghurt
20 g	Beerenobst
15 g	Ananas
15 g	Kürbiskerne
15 g	Sonnenblumenkerne
15 g	Haferflocken
5 g	Chia Samen
115 ml	Mandelmilch

Zubereitung

Bananen, Blaubeeren, Kokos-Joghurt, Haferflocken und Mandelmilch in einen Mixer geben und für ca. eine Minute pürieren.

Inhalt des Mixers und die restlichen Zutaten auf zwei Schalen aufteilen.

Rotkohl-Nuss-Bowl

Zeit: 25 Minuten | Kalorien: 204 | Stufe: Einfach | Menge: 2

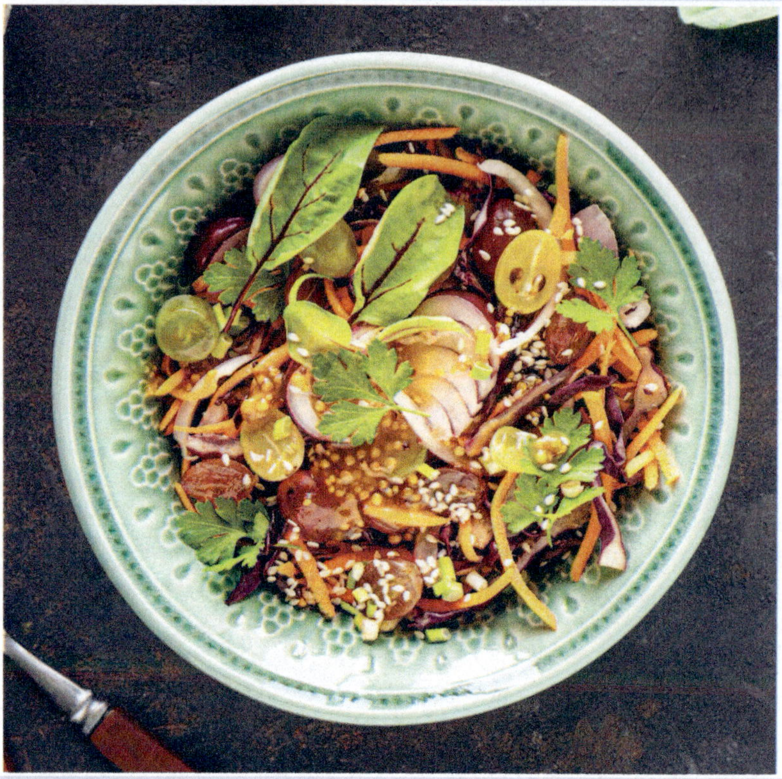

Zutaten

300 g	Rotkohl
100 g	Tomaten (1-2)
75 g	Zucchini (1/2)
50 g	rote Zwiebeln (1)
50 g	Romanasalat
50 g	Gurke (1/4)
25 g	Karotten (1/2)
25 g	Barunüsse
20 g	Petersilie
5 g	Senf (1 TL)
25 ml	Zitronensäure
15 ml	Olivenöl (1-2 EL)
5 ml	Honig (1 TL)
	Salz
	Pfeffer

Zubereitung

Den Rotkohl reinigen und in feine Streifen schneiden. Anschließend in einer Schüssel salzen und durchkneten.

Nun die Tomaten, den Romanasalat und die Gurke reinigen und in mundgerechte Stücke scheiden.

Die Zwiebeln in feine Ringe schneiden.

Mit einem Spiralschneider die Zucchini und die Karotten zu Pasta drehen.

Die Nüsse und die Petersilie klein hacken und mit den restlichen Zutaten zu einem Dressing vermischen sowie mit Salz und Pfeffer abschmecken.

In einer Pfanne mit etwas Olivenöl die Zucchini-Pasta bei mittlerer Stufe leicht anbraten.

Alle Zutaten in eine Schüssel geben und vermischen.

Kürbis-Grünkohl-Bowl

Zeit: 30 Minuten | Kalorien: 569 | Stufe: Einfach | Menge: 2

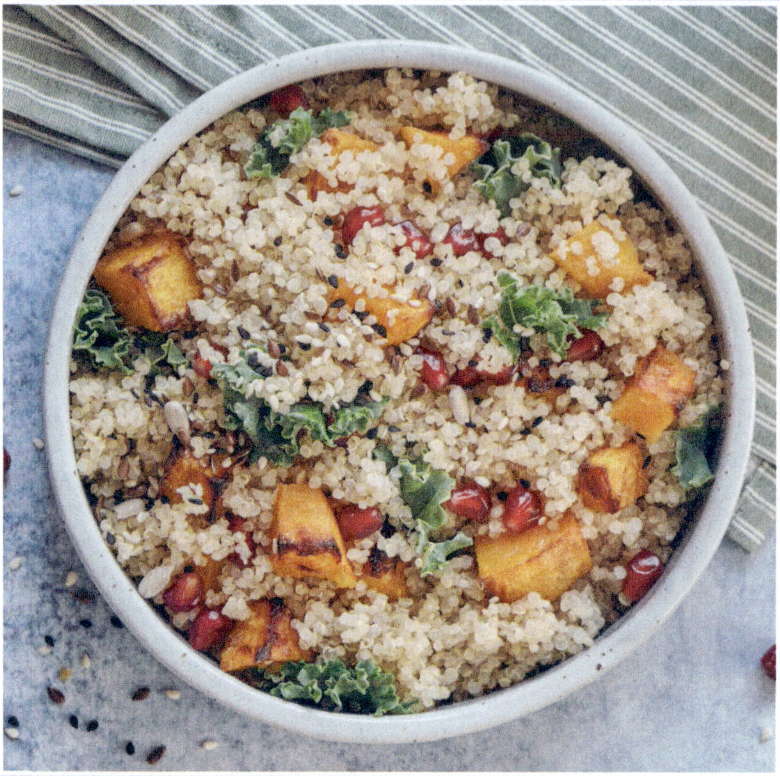

Zutaten

1000 g	Hokkaidokürbis (1)
250 g	Grünkohl
125 g	Bulgur
50 g	Zwiebeln (1)
20 g	Salatkernmischung
2 g	Cayennepfeffer
15 ml	Olivenöl (1-2)
	Salz
	Pfeffer

Zubereitung

Ofen auf 200 °C vorheizen.

Kürbis waschen und mit Schale in grobe Würfel schneiden.

Den geschnittenen Kürbis in eine Schüssel geben und mit dem Leinöl, Cayennepfeffer und Salz vermischen.

Anschließend für 35 Minuten backen, bis der Kürbis braun wird.

Zwiebeln schälen und in Scheiben schneiden. Olivenöl in eine Pfanne geben und die Zwiebeln darin goldbraun dünsten.

In der Zwischenzeit den Bulgur nach Packungsangabe kochen.

Salatkernmischung ohne Öl in einer Pfanne andünsten.

Grünkohl mit einer Prise Salz in einer Pfanne bei mittlerer Stufe andünsten, bis er eingefallen und gar ist.

Nun den Kürbis, Bulgur, Grünkohl und die Zwiebeln in zwei Schalen verteilen und die Salatkernmischung obendrauf verteilen.

Hirse-Sommer-Bowl

Zeit: 25 Minuten | Kalorien: 597 | Stufe: Einfach | Menge: 2

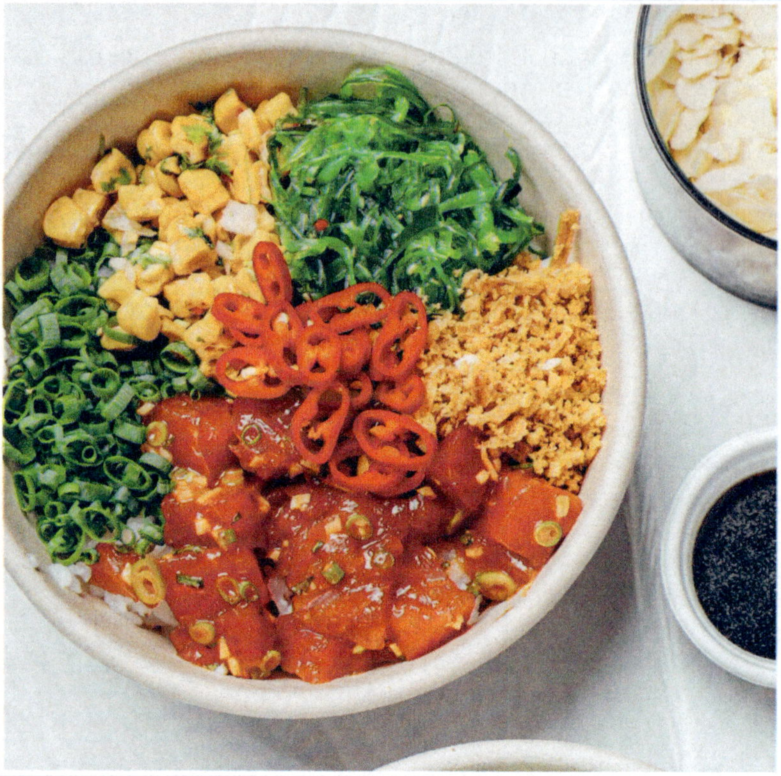

Zutaten

300 g	Mais
150 g	Hirse
150 g	Paprika (1)
30 g	Knoblauch (3)
30 g	Tomaten (1)
20 g	Petersilie
5 g	Chili
5 g	Paprikapulver
5 g	Kümmel
5 g	Koriander
20 ml	Olivenöl (2 EL)
10 ml	Apfelsaft (1 EL)
	Salz
	Pfeffer

Zubereitung

Die Hirse nach Packungsanleitung zubereiten.

In der Zwischenzeit die Paprika reinigen und in dünne Streifen schneiden (gegebenenfalls schälen).

Knoblauch von der Schale befreien und fein hacken. Zusammen mit der Paprika in einer Pfanne mit ca. 5 ml Olivenöl dünsten.

Nach dem Dünsten den Knoblauch aus der Pfanne entfernen, damit dieser nicht verbrennt und bitter wird.

Für das Dressing die restlichen Zutaten außer den Mais klein hacken und miteinander vermischen.

Nun die Hirse in 2 Schalen geben. Die Paprika, die Tomaten und den Mais unterheben.

Das Dressing beim Anrichten dazugeben und genießen.

Couscous-Bowl

Zeit: 25 Minuten | Kalorien: 719 | Stufe: Einfach | Menge: 2

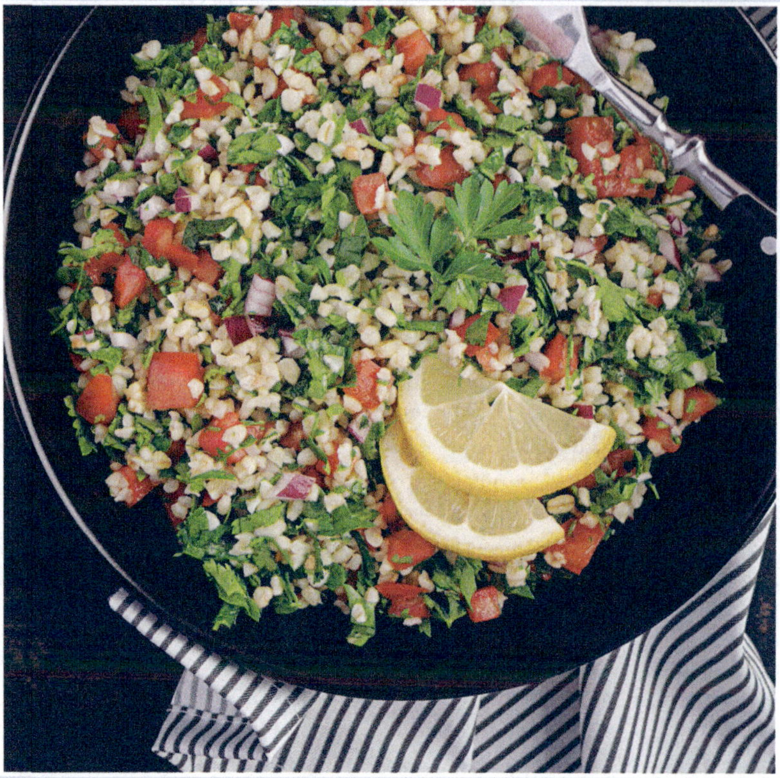

Zutaten

500 g	Naturjoghurt
250 g	Paprika (2)
200 g	Couscous
50 g	rote Zwiebeln (1)
25 g	Minze
20 g	Petersilie
2 g	Zimt
2 g	Kurkuma
2 g	Kreuzkümmel
350 ml	Gemüsebrühe
20 ml	Olivenöl (2 EL)
20 ml	Vollmilch (2 EL)
	Salz
	Pfeffer

Zubereitung

Die Gemüsebrühe zum Kochen bringen und mit dem Couscous vermischen.

Für ca. 10 Minuten quellen lassen. Anschließend mit den Gewürzen abschmecken und in 2 Schalen verteilen.

Zwiebeln sehr fein hacken. Paprika in mundgerechte Stücke schneiden.

Beide Zutaten zu dem Couscous in eine Schale geben und vermischen.

Petersilie reinigen und in feine Stücke schneiden. Anschließend unter den Couscous mischen.

In der Zwischenzeit den Joghurt mit der Milch glatt rühren.

Die Minze reinigen, fein hacken und mit dem Joghurt vermischen.

Diesen mit Salz und Pfeffer abschmecken und in einer separaten Schale zum Couscous servieren.

Tofu-Banh-mi-Bowl

Zeit: 30 Minuten | Kalorien: 412 | Stufe: Einfach | Menge: 2

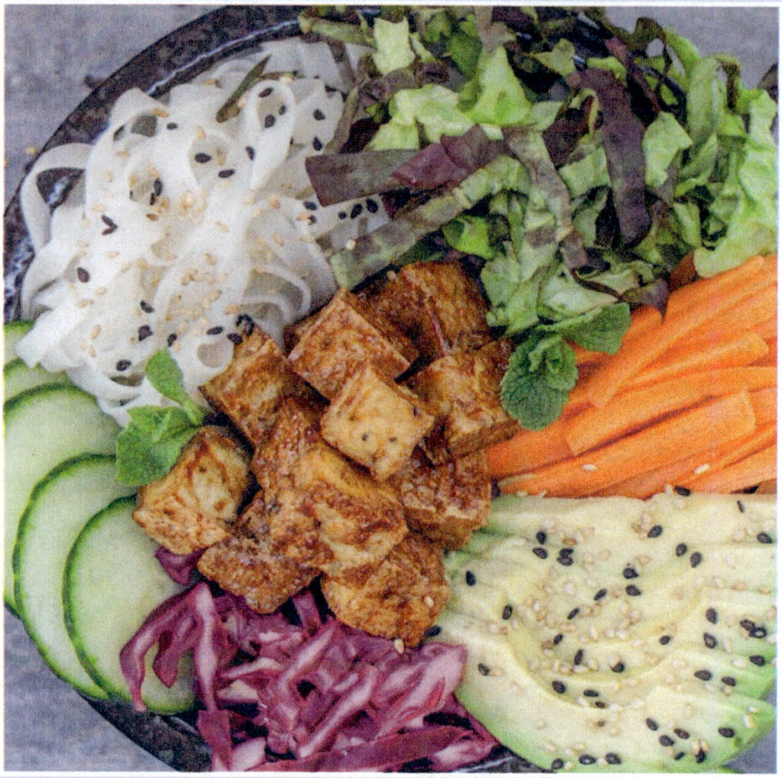

Zutaten

200 g	Tofu
150 g	Glasnudeln
120 g	Avocado (1)
100 g	Blattsalat
50 g	Gurken (1/2)
50 g	Rotkohl (1)
50 g	Karotten (1)
30 g	Radieschen (3)
10 g	Knoblauch (2)
1 g	Chiliflocken
100 ml	Apfelessig
10 ml	Agavendicksaft (1 EL)
10 ml	Hoisinsauce (1 TL)
5 ml	Sojasoße (1 TL)
5 ml	Sesamöl
	Salz
	Pfeffer

Zubereitung

Die Radieschen und Gurken in Scheiben schneiden und in eine Schüssel geben.

Die Karotten in grobe Stücke schneiden und in eine weitere Schüssel geben. Den Rotkohl ebenfalls klein schneiden und in eine separate Schüssel geben.

Aus dem Apfelessig, Agavendicksaft, Salz, Knoblauch und den Chiliflocken ein Dressing herstellen und auf die drei Schüsseln verteilen.

Das Gemüse sollte mindestens eine Stunde im Dressing ziehen.

Nun das eingelegte Gemüse abtropfen lassen und die Marinade auffangen.

Den Blattsalat reinigen und in mundgerechte Stücke schneiden. Anschließend mit der Marinade vermischen.

Die Glasnudeln mit kochendem Wasser übergießen und für 6 Minuten ziehen lassen.

Den Tofu in Stücke schneiden und in der Pfanne anbraten.

Aus der Hoisinsauce, der Sojasoße und dem Sesamöl eine Glasur herstellen und diese nutzen, um den Tofu nach dem Braten etwas zu glasieren.

Zum Schluss werden alle Zutaten in zwei Schüsseln verteilt und mit Avocado-Scheiben dekoriert. Die übrige Glasur wird dazu gereicht und als Soße verwendet.

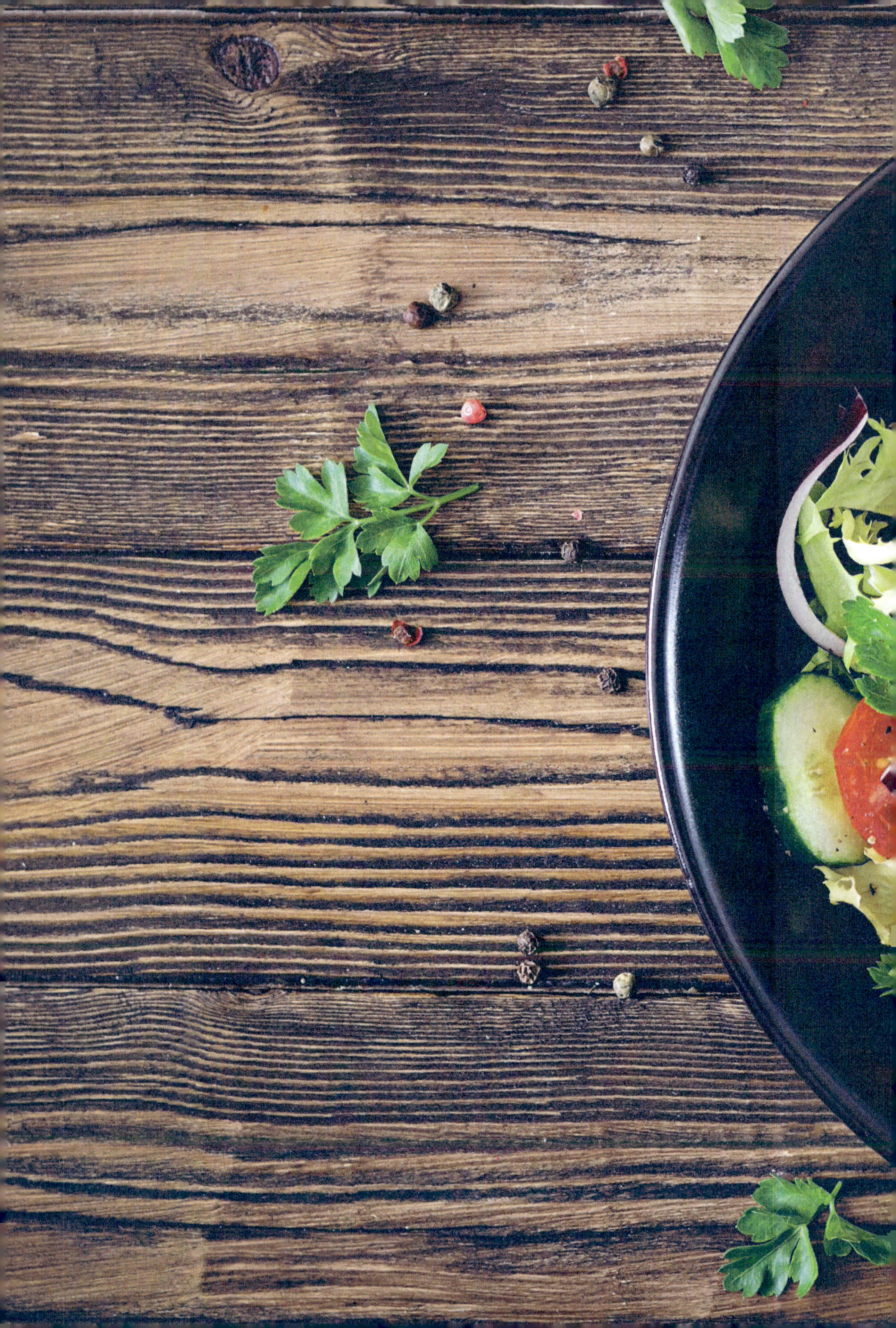

Salate

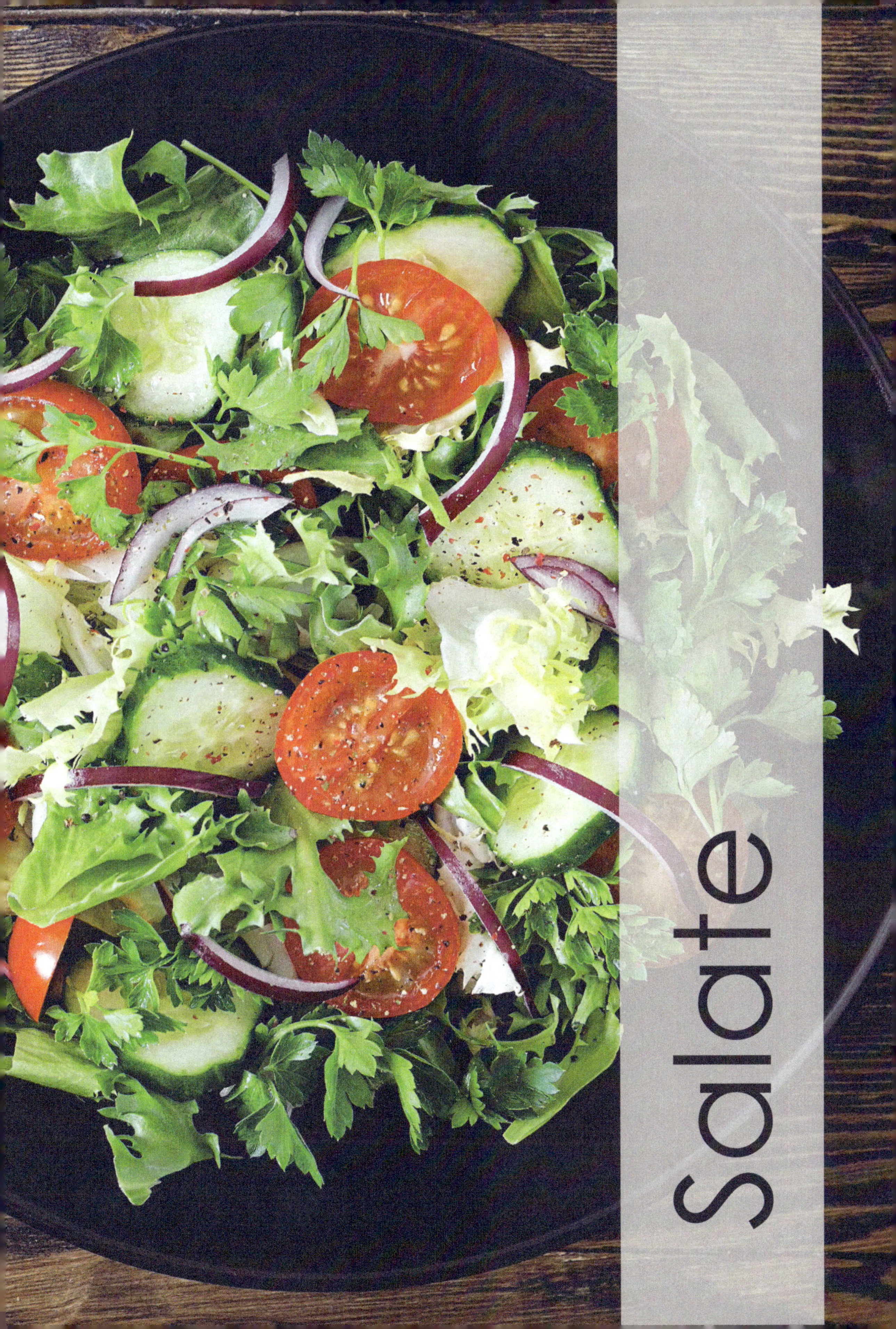

Frühlingssalat

Zeit: 20 Minuten | Kalorien: 181 | Stufe: Einfach | Menge: 2

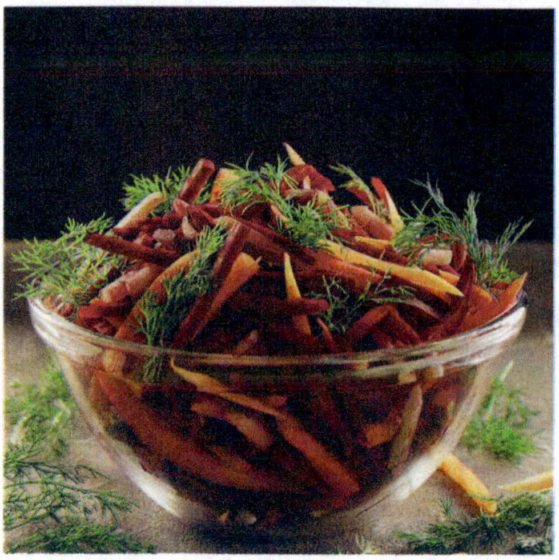

Zutaten

500 g	Kohlrabi (1-2)
270 g	Gurken (1)
270 g	Karotten (4)
100 g	Radieschen (8)
20 g	Tomaten (1)
25 g	Kresse
1 g	Paprikapulver
100 ml	Joghurt 1,5 % Fett
30 ml	Olivenöl (3 EL)
25 ml	Zitronensaft (2-3 EL)
	Salz
	Pfeffer

Zubereitung

Kohlrabi, Karotten, Tomaten, Gurken und Radieschen schälen und in grobe Stücke schneiden.

In einer Schüssel alles mit der Kresse vermischen.

Dressing aus dem Zitronensaft, Olivenöl, Joghurt und den Gewürzen herstellen.

Erst beim Anrichten den Salat mit dem Dressing vermischen.

Bulgur-Salat

Zeit: 25 Minuten | Kalorien: 417 | Stufe: Einfach | Menge: 2

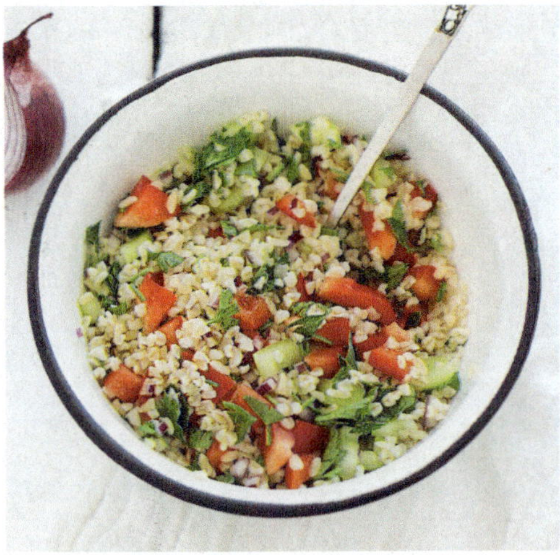

Zutaten

150 g	Bulgur
150 g	Salatgurke (1/2)
50 g	Tomaten (1)
50 g	Karotten (1)
20 g	Petersilie
20 g	Minze
5 g	Muskat
5 g	Kreuzkümmel
300 ml	Gemüsebrühe
20 ml	Olivenöl (2 EL)
5 ml	heller Balsamico Essig (1 TL)
	Salz
	Pfeffer

Zubereitung

Den Bulgur in einer Pfanne ohne Öl für ca. eine Minute anrösten. Mit der heißen Gemüsebrühe ablöschen und für 15 Minuten quellen lassen.

Währenddessen die Tomaten und Gurken reinigen und in grobe Würfel schneiden. Ebenso die Karotten reinigen, schälen und klein raspeln. Anschließend die Petersilie und Minze reinigen und fein hacken.

Für das Dressing das Olivenöl mit dem hellen Balsamico Essig vermischen und mit Salz, Pfeffer und Kreuzkümmel abschmecken.

Sobald der Bulgur abgekühlt ist, alle Zutaten vermischen, für eine Stunde im Kühlschrank ziehen lassen und mit Salz und Pfeffer abschmecken.

Rote-Bete-Apfel-Salat

Zeit: 25 Minuten | Kalorien: 346 | Stufe: Einfach | Menge: 2

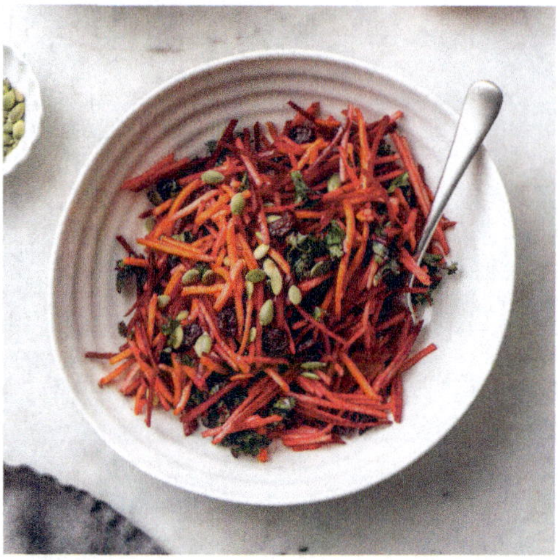

Zutaten

100 g	Äpfel (1)
100 g	Karotten (1-2)
60 g	Rote Bete (roh)
50 g	Sellerie
5 g	Sonnenblumenkerne
20 ml	Milch (2 EL)
5 ml	Essig (1 TL)
5 ml	Olivenöl (1 TL)
	Salz
	Pfeffer

Zubereitung

Sellerie, Karotten, Äpfel und die Rote Bete schälen. Anschließend mit einer Küchenmaschine oder von Hand dünn raspeln.

Nun alles zusammen in eine Schüssel geben.

Die restlichen Zutaten dazugeben und mit Salz und Pfeffer abschmecken.

Avocado-Frischkäse-Salat

Zeit: 20 Minuten | Kalorien: 321 | Stufe: Einfach | Menge: 2

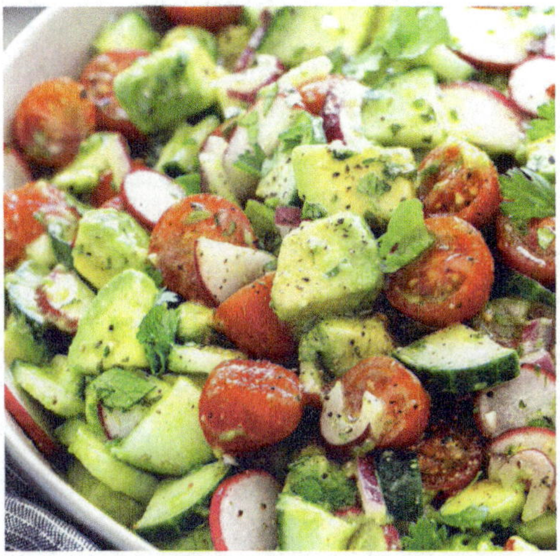

Zutaten

400 g	Light-Frischkäse
75 g	Zwiebeln (1)
70 g	Avocado (1/2)
50 g	Tomaten (1)
50 g	Rucola
20 g	Radieschen (2)
5 g	Currypulver (1 TL)
5 g	Kräutersalz (1 TL)
	Salz
	Pfeffer

Zubereitung

Die Zwiebeln und Radieschen sehr fein hacken und anschließend mit dem Frischkäse, dem Kräutersalz und dem Currypulver vermischen.

Salz und Pfeffer zum Abschmecken verwenden.

Nun die Avocado reinigen und in Würfel schneiden. Anschließend alle Zutaten miteinander vermischen.

Je nach Geschmack mit Salz und Pfeffer abschmecken.

Sommerlicher Bohnensalat

Zeit: 20 Minuten | Kalorien: 219 | Stufe: Einfach | Menge: 2

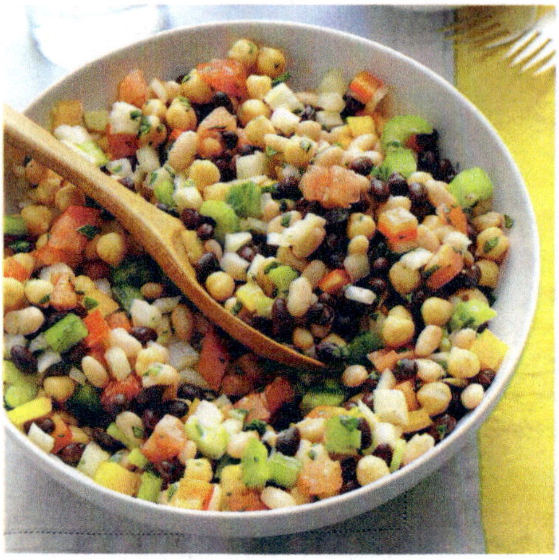

Zutaten

100 g	grüne Bohnen
100 g	weiße Bohnen
100 g	Kidneybohnen
50 g	Zwiebeln (1)
50 g	Paprika (1/2)
5 g	Senf (1 TL)
5 g	Thymian
20 ml	Olivenöl (2 EL)
10 ml	dunkler Balsamico (1 EL)
	Salz
	Pfeffer

Zubereitung

Die grünen Bohnen in einem Topf mit kochendem Wasser für ca. 7 Minuten bissfest garen und anschließend in eine Schüssel geben.

Währenddessen die Zwiebeln und die Paprika reinigen sowie in grobe Stücke schneiden.

Danach die restlichen Bohnen zu den grünen Bohnen mit den Zwiebeln und der Paprika in die Schüssel geben. Alles miteinander vermischen und mit Salz, Pfeffer und Thymian abschmecken.

Für das Dressing, den dunklen Balsamico mit dem Senf, dem Olivenöl und den Gewürzen vermischen.

Das Dressing bereits vor dem Servieren in die Schüssel geben und mindestens eine Stunde ziehen lassen.

Avocado Mango Salat

Zeit: 15 Minuten | Kalorien: 304 | Stufe: Einfach | Menge: 2

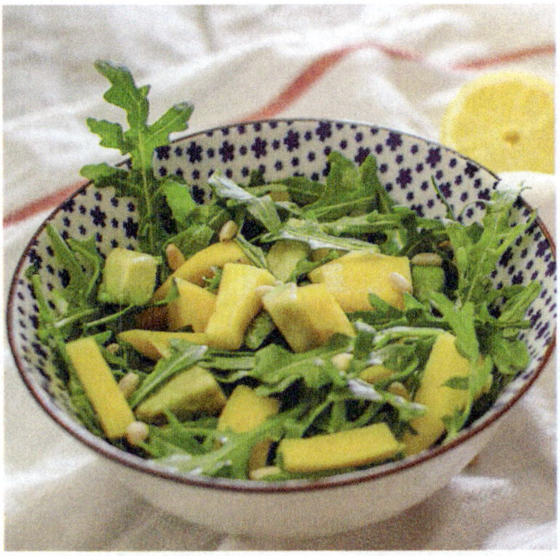

Zutaten

200 g	Rucola
200 g	Tomaten (2-3)
100 g	Mango (1/2)
100 g	Avocado (1)
5 g	Pinienkerne
5 g	Senf (1 TL)
10 ml	Olivenöl (1 EL)
10 ml	Orangensaft (1 EL)
5 ml	Zitronensäure (1 TL)

Zubereitung

Mango und Avocado halbieren und das Fruchtfleisch in Würfel schneiden. Danach sofort mit der Zitronensäure beträufeln, damit keine braunen Stellen entstehen.

Die Tomaten reinigen und in Viertel schneiden.

Den Rucola reinigen, trocken tupfen und von groben Stielen befreien.

Für das Dressing die Zitronensäure, den Orangensaft, das Olivenöl und den Senf miteinander vermischen. Gegebenenfalls mit Salz und Pfeffer abschmecken.

Zum Schluss alle Zutaten miteinander vermischen und mindestens 20 Minuten ziehen lassen.

Hirse-Petersiliensalat

Zeit: 20 Minuten | Kalorien: 437 | Stufe: Einfach | Menge: 2

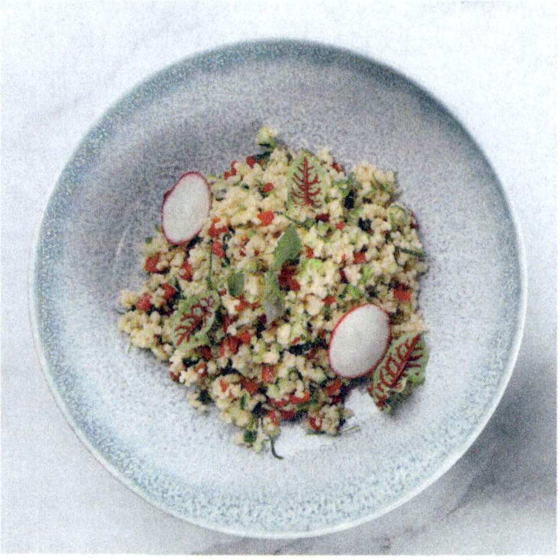

Zutaten

100 g	Tomaten (1-2)
100 g	Hirse
50 g	Petersilie
40 g	Pistazien
20 g	Knoblauch (2)
5 g	Koriander
5 g	Kreuzkümmel
10 ml	Olivenöl (1 EL)
5 ml	Zitronensäure (1 TL)
5 ml	Leinöl (1 TL)
	Salz
	Pfeffer

Zubereitung

Die Hirse nach Packungsanleitung zubereiten.

Die Petersilie, den Knoblauch und die Pistazien reinigen und sehr fein hacken.

Die Tomaten reinigen und vierteln, anschließend in eine Schüssel mit der Petersilie, dem Knoblauch, der Hirse und den Pistazien geben.

Für das Dressing Olivenöl, Zitronensäure, Leinöl und die Gewürze vermischen. Gegebenenfalls mit Salz und Pfeffer abschmecken.

Zum Schluss alle Zutaten miteinander vermischen und mindestens 20 Minuten ziehen lassen.

Sommer Salat

Zeit: 25 Minuten | Kalorien: 274 | Stufe: Einfach | Menge: 2

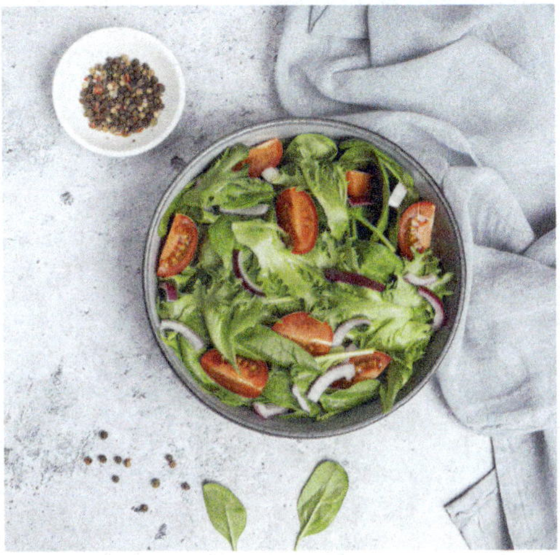

Zutaten

200 g	Blattsalat
200 g	Kirschtomaten (10-15)
50 g	Salatgurke (1/4)
50 g	Zwiebeln (1)
10 g	Petersilie
10 g	Basilikum
5 g	Senf (1 TL)
15 ml	Olivenöl (1-2 EL)
10 ml	Balsamico (1 EL)
	Salz
	Pfeffer

Zubereitung

Blattsalat reinigen, trocken schleudern und in mundgerechte Stücke zupfen.

Tomaten reinigen und vierteln.

Aus den restlichen Zutaten das Dressing herstellen.

Erst beim Anrichten den Salat mit dem Dressing vermischen.

Linsensalat mit Dinkel Croûtons

Zeit: 30 Minuten | Kalorien: 487 | Stufe: Einfach | Menge: 2

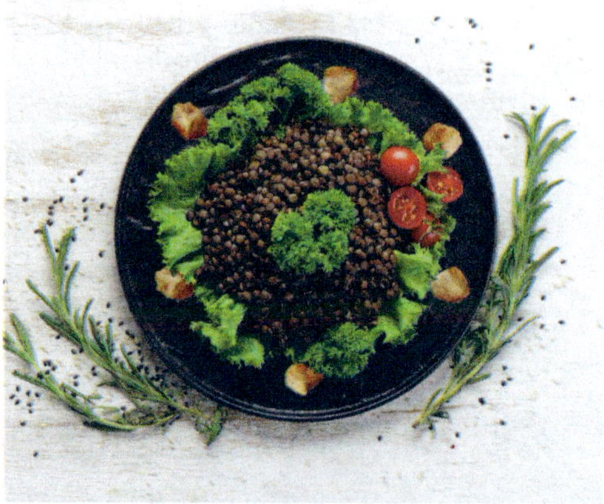

Zutaten

150 g	Dinkelbrot
125 g	Braune Linsen
100 g	Endivien (1/2)
50 g	Radicchio (1/2)
5 g	Senf (1 TL)
250 ml	Wasser
20 ml	Olivenöl (2 EL)
10 ml	Apfelessig (1 EL)
	Salz
	Pfeffer

Zubereitung

Linsen nach Packungsangaben zubereiten.

Endivien und Radicchio reinigen, trocken tupfen und in kleinere Stücke zerteilen.

Das Dressing aus Olivenöl, Apfelessig, Senf und Salz herstellen.

Das Dinkelbrot in quadratische mundgerechte Stücke schneiden und in einer Pfanne knusprig anbraten.

Vor dem Servieren den Salat mit dem Brot und dem Dressing vermischen.

Kichererbsen-Avocado-Salat

Zeit: 15 Minuten | Kalorien: 514 | Stufe: Einfach | Menge: 2

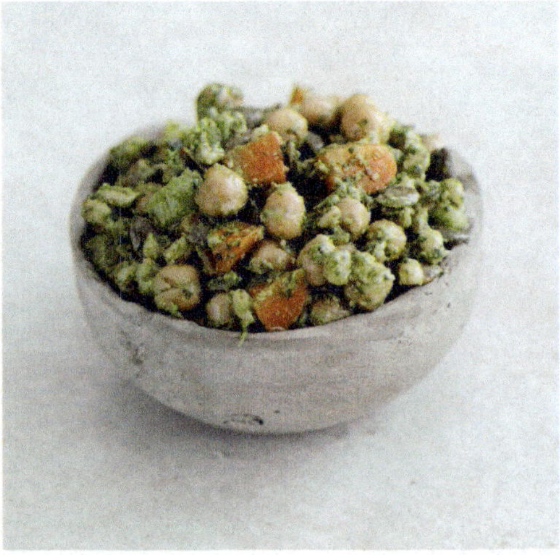

Zutaten

400 g	Kichererbsen
200 g	Gurken (1)
160 g	Avocado (1)
10 g	Petersilie
20 ml	Zitronensaft (2 EL)
10 ml	Olivenöl (1 EL)
	Salz
	Pfeffer

Zubereitung

Avocado entkernen, schälen und in mundgerechte Stücke schneiden.

Gurken schälen, in grobe Stücke schneiden und zu der Avocado in eine Schüssel geben. Kichererbsen dazugeben und alles vermischen.

Dressing aus den restlichen Zutaten herstellen und mit dem Salat vermischen.

Am besten für 2 Stunden im Kühlschrank ziehen lassen.

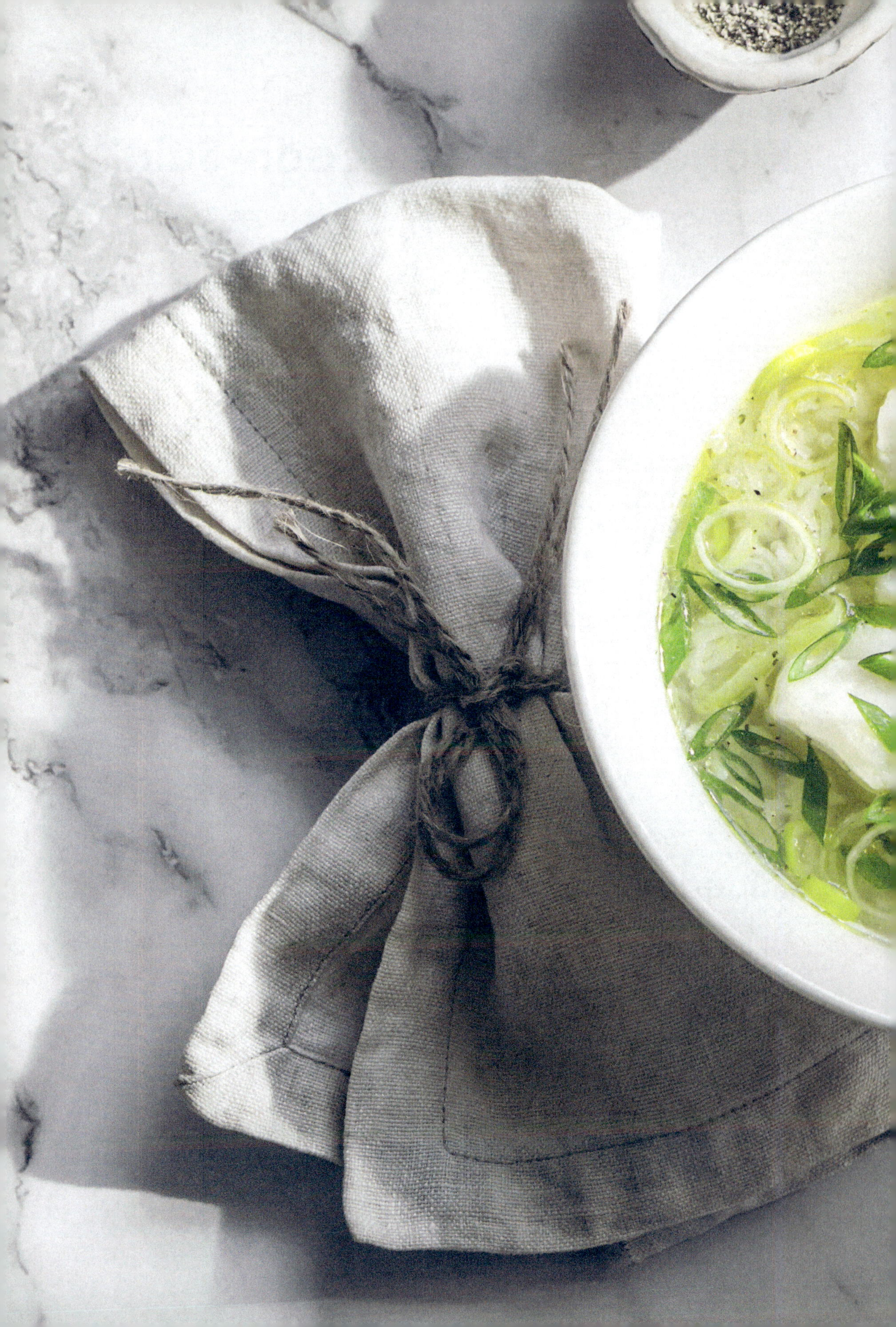

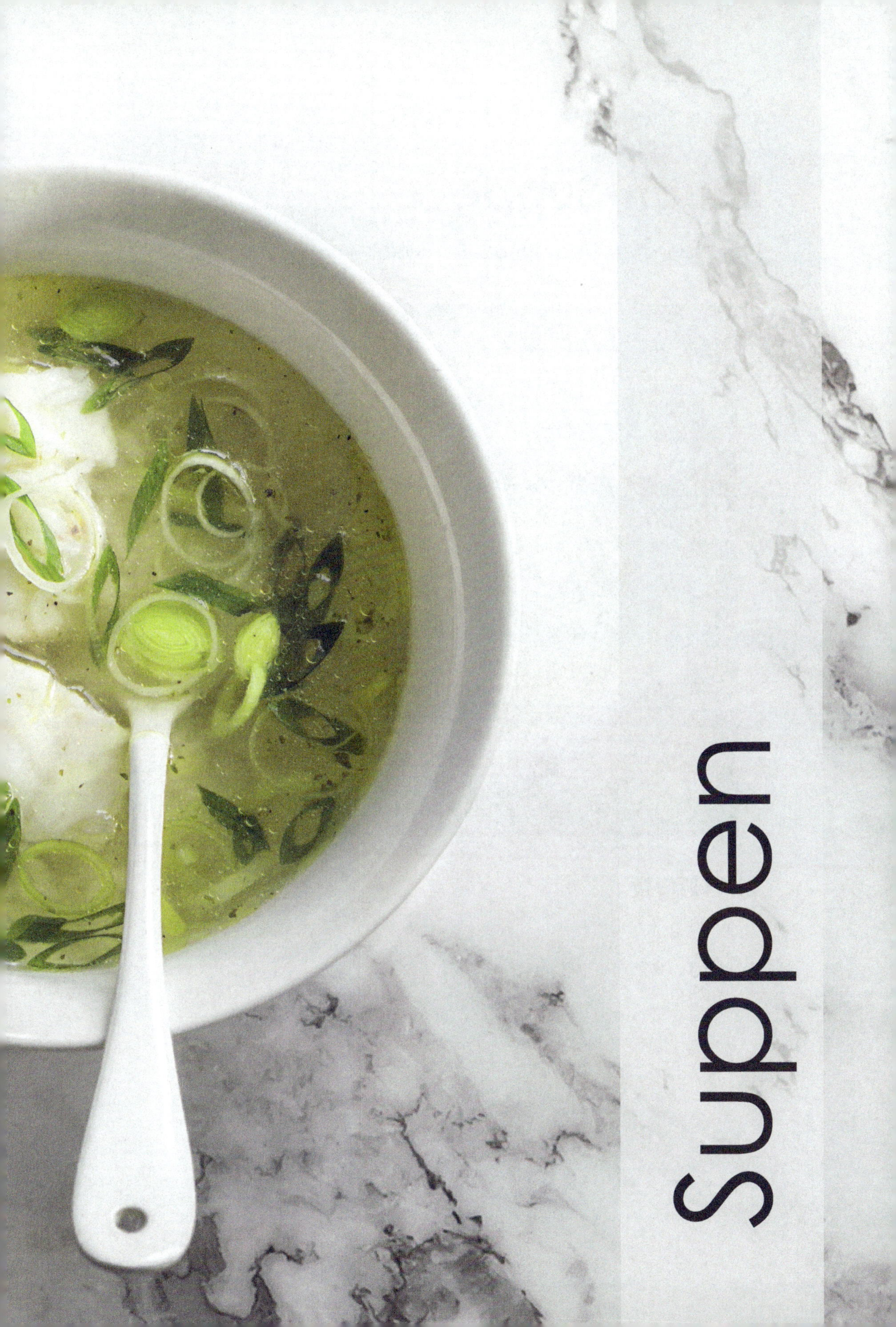

Suppen

Lauch-Suppe

Zeit: 20 Minuten | Kalorien: 278 | Stufe: Einfach | Menge: 2

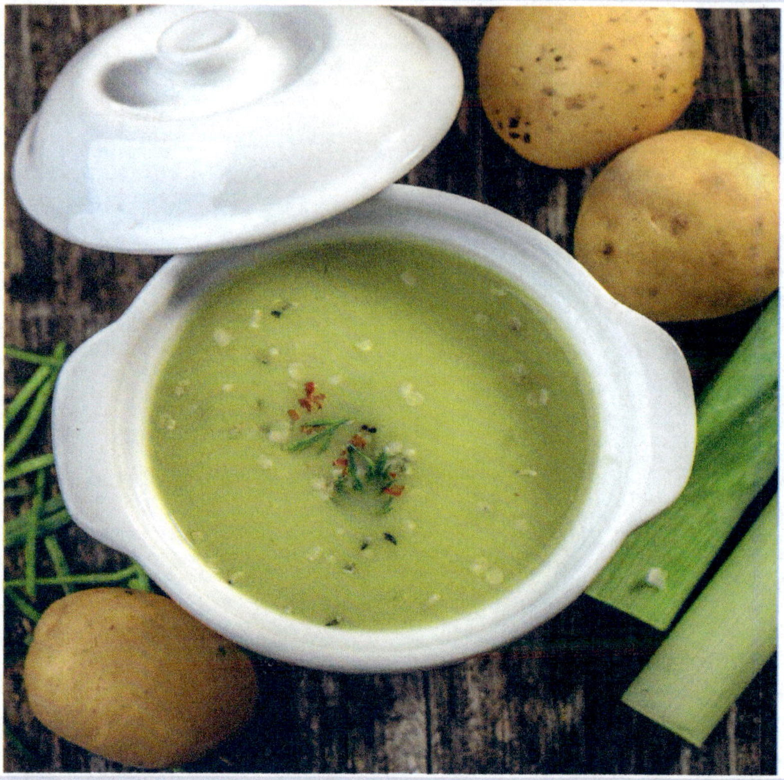

Zutaten

120 g	Lauch (1)
50 g	Zwiebeln (1)
50 g	Light-Frischkäse
20 g	Knoblauch (2)
20 g	Petersilie
300 ml	Gemüsebrühe
20 ml	Olivenöl
	Salz
	Pfeffer

Zubereitung

Die Zwiebeln in grobe Stücke schneiden und in einem hohen Topf bei mittlerer Hitze andünsten.

Anschließend den Lauch mit dem Knoblauch und der Petersilie hinzugeben und weiter andünsten.

Nach ca. 5 Minuten mit der Gemüsebrühe ablöschen und für 15 Minuten köcheln lassen.

Nun den Frischkäse hinzugeben und mit einem Pürierstab die Suppe pürieren.

Zum Schluss mit Salz und Pfeffer abschmecken und mit etwas Petersilie beim Servieren schön anrichten.

Mediterrane Karottensuppe

Zeit: 35 Minuten | Kalorien: 327 | Stufe: Einfach | Menge: 2

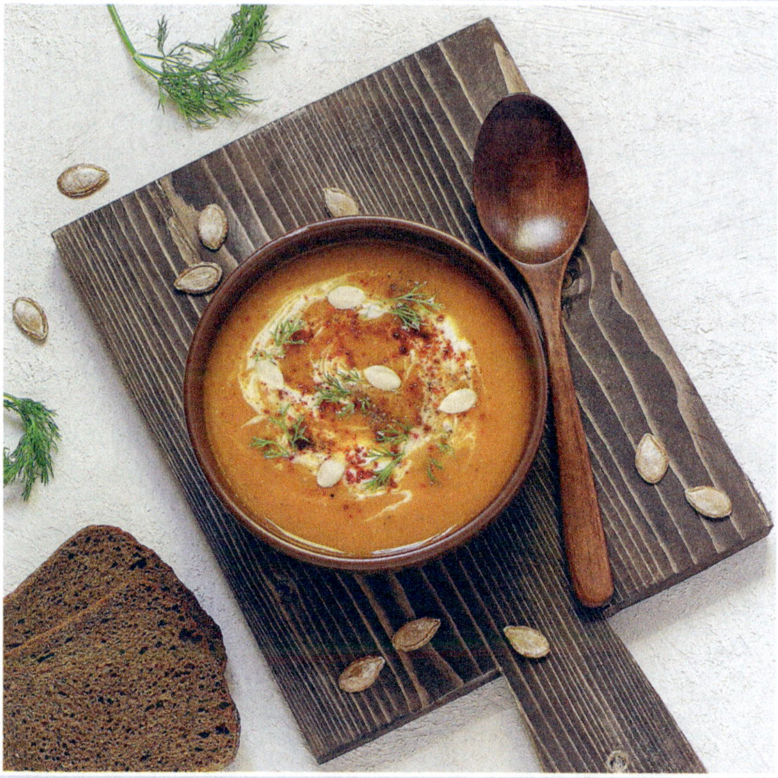

Zutaten

250 g	Karotten (4)
150 g	Kartoffeln (3)
50 g	Zwiebeln (1)
50 g	Light-Frischkäse
10 g	Chili
5 g	Currypulver
500 ml	Gemüsebrühe
20 ml	Olivenöl
	Salz
	Pfeffer

Zubereitung

Die Zwiebeln, die Karotten, die Kartoffeln und die Chilis schälen und in grobe Stücke schneiden.

In einem hohen Topf mit Olivenöl für ca. 7 Minuten andünsten.

Nun mit der Gemüsebrühe ablöschen und die Gewürze hinzugeben. Für ca. 15 Minuten bei mittlerer Stufe köcheln lassen.

Den Frischkäse hinzugeben und mit einem Pürierstab alles pürieren.

Beim Servieren nochmals mit Salz und Pfeffer abschmecken.

Maissuppe mit Chiasamen

Zeit: 20 Minuten | Kalorien: 314 | Stufe: Einfach | Menge: 2

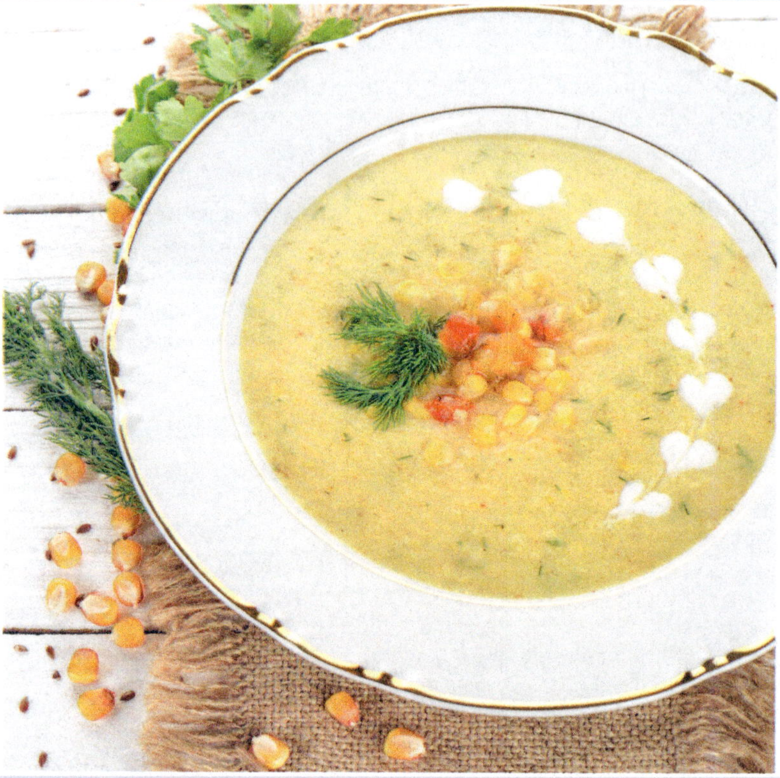

Zutaten

300 g	Mais
85 g	Zwiebeln (2)
15 g	Chiasamen
10 g	Petersilie
10 g	Curry
5 g	Gemüsebrühe
5 g	Knoblauch
3 g	Chili
1 g	Kurkuma
	Salz
	Pfeffer
400 ml	Kokosmilch
10 ml	Olivenöl (1 EL)
5 ml	Zitronensaft (1 TL)

Zubereitung

Zwiebeln, Knoblauch und Chili fein schneiden. Olivenöl in einem Topf erhitzen und alles leicht andünsten.

Kurkuma, Mais und Curry mit dazugeben und für eine Minute mit andünsten.

Die 5 g trockene Gemüsebrühe hinzugeben und die Kokosmilch zum ablöschen verwenden.

Nun für 10 Minuten aufkochen lassen.

In der Zwischenzeit die Petersilie waschen, fein schneiden und bereitstellen.

Nun die Suppe mit einem Pürierstab pürieren, bis sie cremig wird. Anschließend mit Salz, Pfeffer und Zitronensaft abschmecken.

Beim Servieren mit der Petersilie und den Chiasamen beträufeln und genießen.

Steckrüben-Suppe

Zeit: 60 Minuten | Kalorien: 297 | Stufe: Einfach | Menge: 2

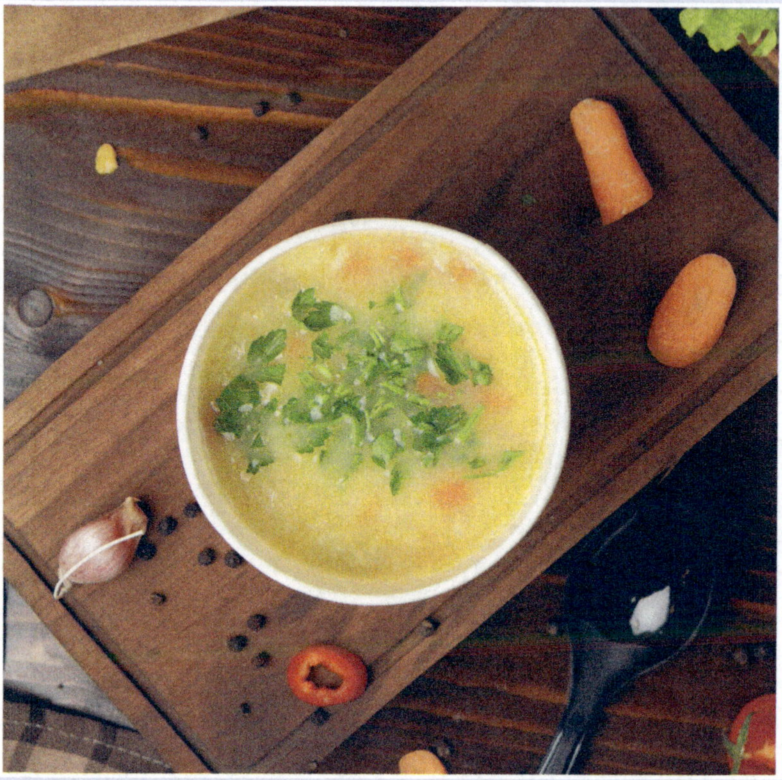

Zutaten

550 g	Steckrüben (1/2)
200 g	Pastinaken (1)
180 g	Karotten (3)
60 g	Petersilie
60 g	Zwiebeln (1)
10 g	Knoblauchzehen (2)
5 g	Gemüsebrühe
	Salz
	Pfeffer
1000 ml	Wasser
10 ml	Olivenöl (1 EL)

Zubereitung

Steckrüben, Karotten, Pastinaken, Zwiebeln und Knoblauch in Stücke schneiden.

Öl in einem hohen Topf erhitzen und die geschnittenen Zutaten andünsten.

Nun Gemüsebrühe hinzugeben und mit dem Wasser ablöschen.

Suppe ca. 45 Minuten köcheln lassen, bis das Gemüse weich ist.

Anschließend die Suppe pürieren.

In der Zwischenzeit Petersilie waschen und fein schneiden. Beim Servieren der Suppe die Petersilie darüber träufeln.

Info: Bei Schonkost auf die Zwiebeln verzichten!

Basische Brennnesselsuppe

Zeit: 40 Minuten | Kalorien: 473 | Stufe: Einfach | Menge: 2

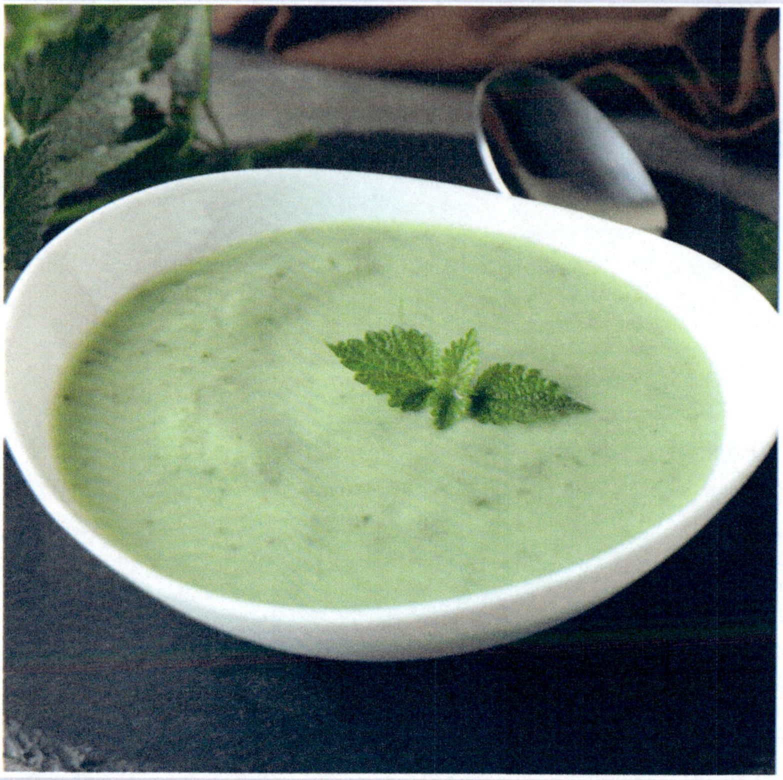

Zutaten

250 g	Kartoffeln (3)
180 g	Brennnessel
80 g	Zwiebeln (2)
5 g	Gemüsebrühe
1 g	Muskatnuss
	Salz
	Pfeffer
500 ml	Wasser
20 ml	Olivenöl (2 EL)
20 ml	Sesamöl (2 EL)

Zubereitung

Die Zwiebeln häuten, nicht schneiden und in einem hohen Topf mit Olivenöl anbraten.

Brennnesselblätter zupfen, reinigen und in dem Topf mit andünsten, bis sie zerfallen.

Kartoffeln grob in Stücke schneiden und hinzugeben. Nach ca. 5 Minuten mit der Gemüsebrühe und dem Wasser ablöschen. Für 30 Minuten bei mittlerer Hitze köcheln lassen.

Nun die Suppe mit einem Pürierstab pürieren und gegebenenfalls mit etwas Wasser verdünnen.

In der Zwischenzeit die Sesamkörner in einer Pfanne anrösten.

Nun mit den Gewürzen abschmecken und auf den Tellern anrichten. Die Sesamkörner darüber streuen.

Info: Bei Schonkost auf die Zwiebeln und die Sesamkörner verzichten!

Fenchel-Zucchini-Suppe

Zeit: 40 Minuten | Kalorien: 221 | Stufe: Einfach | Menge: 2

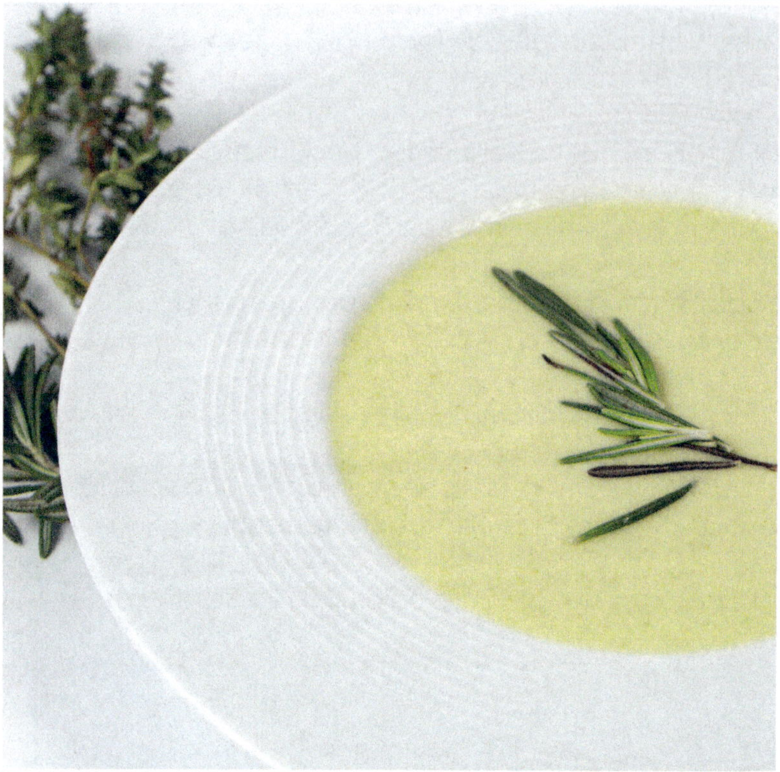

Zutaten

450 g	Zucchini (2)
270 g	Fenchelknolle (1)
100 g	Vollkornbrot
80 g	Zwiebeln (2)
5 g	Gemüsebrühe
	Salz
	Pfeffer
500 ml	Wasser
20 ml	Olivenöl (2 EL)

Zubereitung

Fenchel reinigen und den Strunk aus der Knolle entfernen. Das Grün für die Garnierung aufheben und den Fenchel würfeln.

Zucchini schälen und in Scheiben schneiden. Die Zwiebel in grobe Stücke schneiden.

Olivenöl in einen hohen Topf geben und darin die Zwiebeln, den Fenchel und die Zucchini für 5 Minuten andünsten. Ein paar der angedünsteten Zucchini herausnehmen und zur Seite legen.

Mit der Gemüsebrühe und dem Wasser ablöschen und bei mittlerer Stufe für 20 Minuten köcheln lassen, sodass der Fenchel weich wird.

Nun mit einem Pürierstab die Suppe pürieren und mit Salz und Pfeffer abschmecken.

Das Fenchelgrün fein hacken und beim Servieren der Suppe auf den Tellern verteilen.

Die übrigen Zucchini-Scheiben zum Dekorieren der Teller verwenden. Hervorragend passt dazu auch eine Scheibe Vollkornbrot.

Info: Bei Schonkost auf die Zwiebeln verzichten!

Brokkoli-Kokos-Suppe

Zeit: 35 Minuten | Kalorien: 416 | Stufe: Einfach | Menge: 2

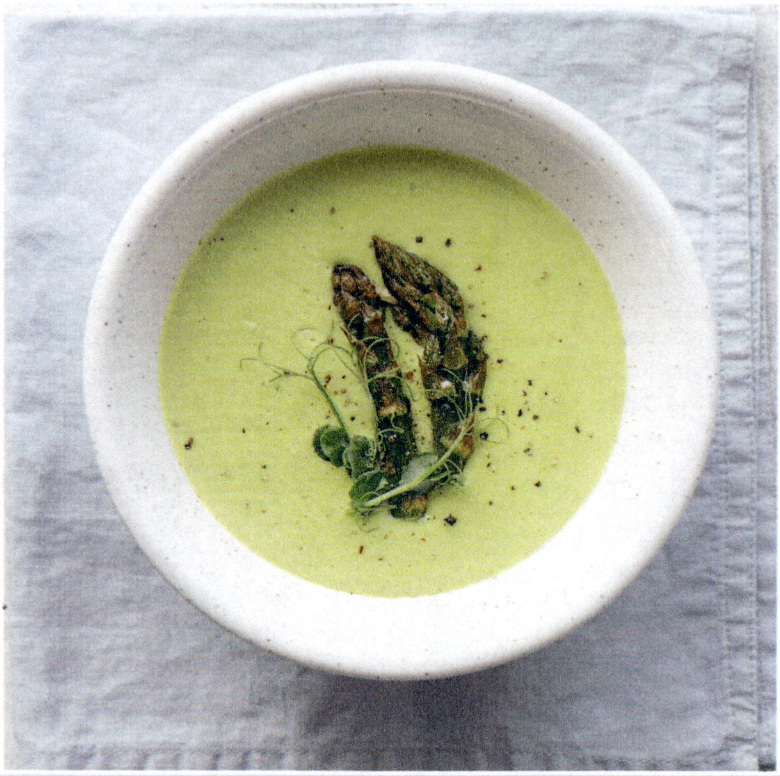

Zutaten

650 g	Brokkoli (2)	600 ml	Wasser
550 g	Chinakohl (1)	220 ml	Kokosmilch
5 g	Gemüsebrühe	10 ml	Olivenöl (1 EL)
	Pfeffer		
	Salz		

Zubereitung

Brokkoli und Chinakohl in grobe Stücke schneiden. In einem hohen Topf Olivenöl erhitzen und die geschnittenen Zutaten für 5 Minuten dünsten.

Die Gemüsebrühe mit dem Wasser zum Ablöschen nutzen und für 30 Minuten bei mittlerer Stufe köcheln lassen.

Sobald der Kohl weich ist, die Kokosmilch dazugeben und mit den Gewürzen abschmecken.

Nun mit einem Pürierstab die Suppe pürieren und anschließend servieren.

Kürbis-Karotten-Suppe

Zeit: 45 Minuten | Kalorien: 391 | Stufe: Einfach | Menge: 2

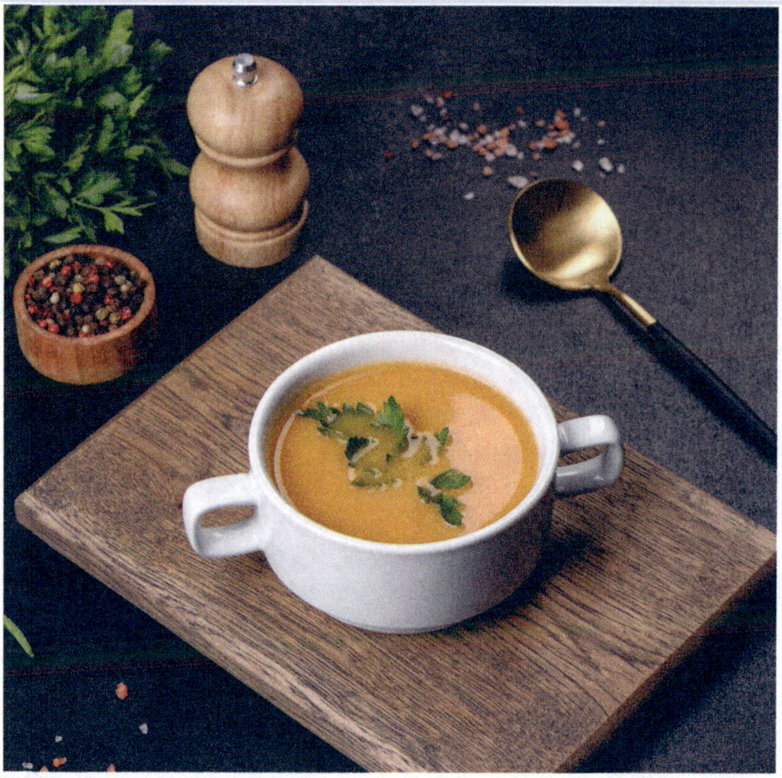

Zutaten

1000 g	Kürbis (1-2)
650 g	Karotten (10)
140 g	Zwiebeln (2)
35 g	Ingwer
15 g	Chili-Schoten
5 g	Gemüsebrühe
5 g	Muskatnuss (1 TL)
	Salz
	Pfeffer
600 ml	Wasser
220 ml	Kokosmilch
10 ml	Olivenöl 1(EL)
5 ml	Zitronensaft (1 TL)

Zubereitung

Kürbis, Karotten, Zwiebeln und Ingwer in grobe Stücke schneiden. Chili-Schoten entkernen und in feine Stücke schneiden.

In einem hohen Topf mit Olivenöl zuerst die Zwiebeln mit dem Ingwer und der Chili für 2 Minuten andünsten.

Anschließend den Kürbis und die Karotten dazugeben und weitere 10 Minuten andünsten.

Nun mit der Gemüsebrühe und dem Wasser ablöschen und für 25 Minuten bei mittlerer Stufe köcheln lassen.

Sobald die Karotten weich geworden sind, die Kokosmilch hinzugeben und mit dem Pürierstab die Suppe pürieren.

Anschließen mit den Gewürzen abschmecken und servieren.

Info: Bei Schonkost auf die Zwiebeln verzichten!

Kohlrabi-Suppe

Zeit: 30 Minuten | Kalorien: 314 | Stufe: Einfach | Menge: 2

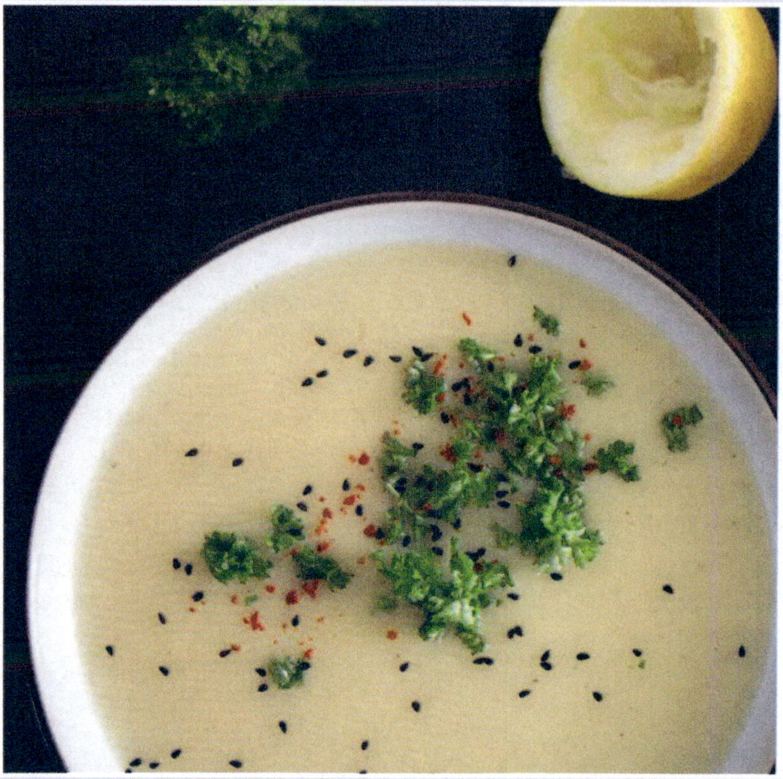

Zutaten

1000 g	Kohlrabi (2-3)	600 ml	Wasser
250 g	Kartoffeln (2-3)	10 ml	Olivenöl (1 EL)
35 g	Schalotten (1)		
10 g	Petersilie		
5 g	Gemüsebrühe		
1 g	Muskatnuss		
1 g	Piment		
	Pfeffer		
	Salz		

Zubereitung

Kohlrabi, Kartoffeln und Schalotten in grobe Stücke schneiden.

Olivenöl in einem hohen Topf erhitzen und die Schalotten andünsten.

Nach 2 Minuten den Kohlrabi und die Kartoffeln hinzugeben und weitere 5 Minuten dünsten.

Nun mit Wasser und der Gemüsebrühe alles ablöschen und für 20 Minuten bei mittlerer Stufe köcheln lassen.

Gewürze dazugeben und die Suppe mit einem Pürierstab pürieren, sodass sie cremig wird.

Petersilie waschen und fein schneiden.

Bei dem Servieren die Petersilie dazugeben.

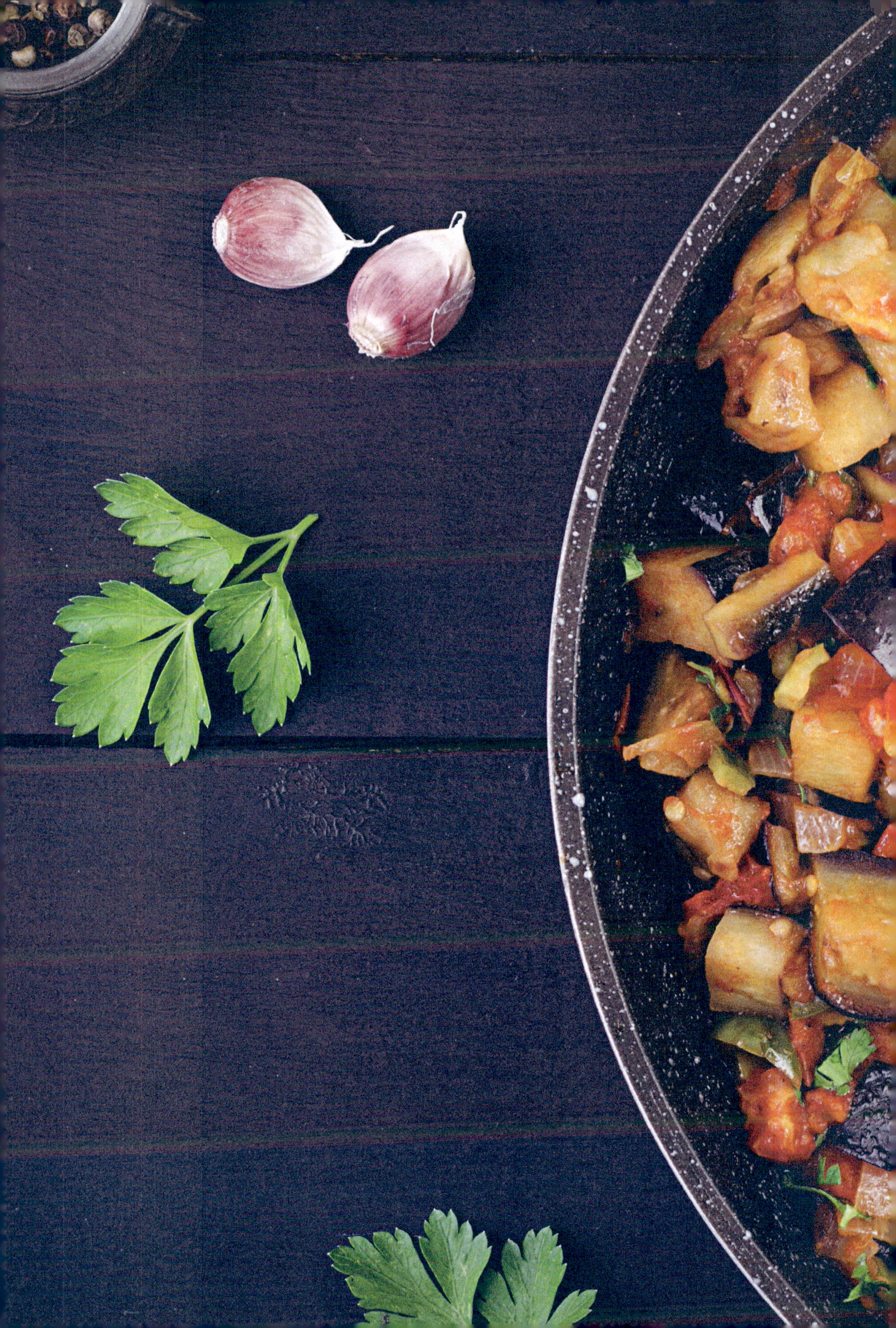

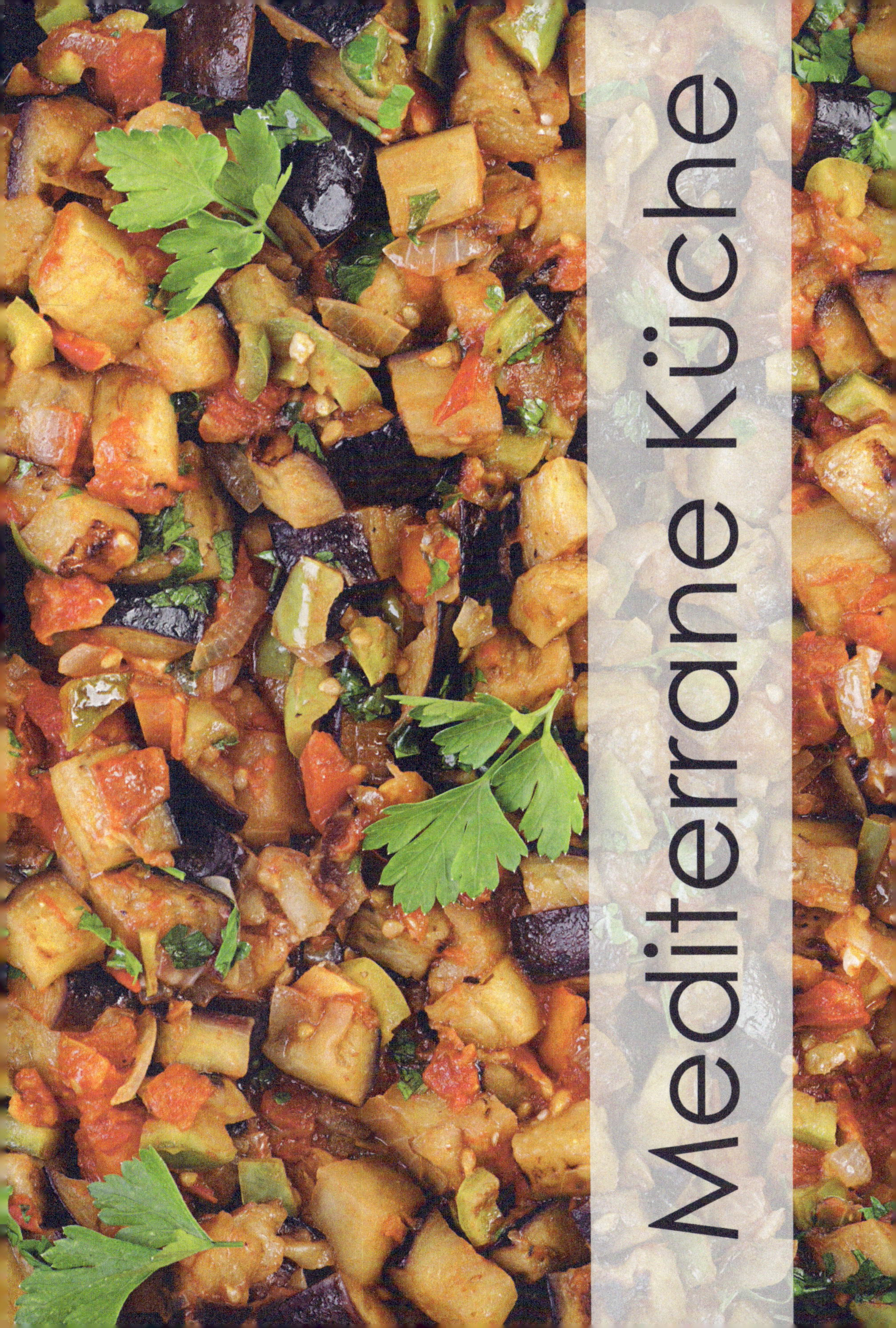
Mediterrane Küche

Ratatouille

Zeit: 55 Minuten | Kalorien: 219 | Stufe: Einfach | Menge: 2

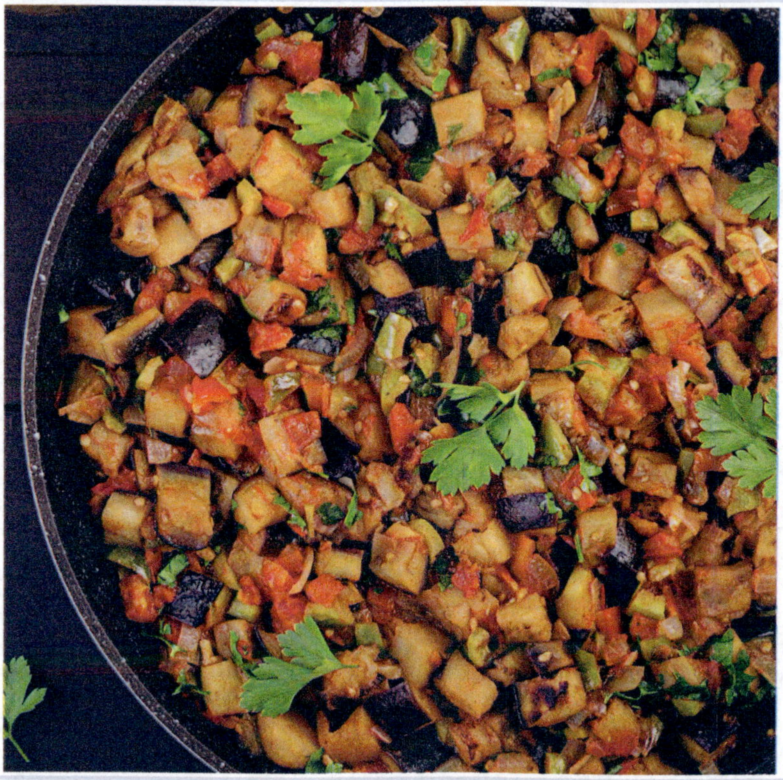

Zutaten

150 g	Aubergine (1)
100 g	Zwiebeln (2)
100 g	Zucchini (1)
100 g	Paprika (1)
100 g	Tomaten (2)
40 g	Knoblauch (4)
10 g	Tomatenmark (1 EL)
5 g	Thymian
5 g	Salbei
5 g	Rosmarin
100 ml	Gemüsebrühe
20 ml	Olivenöl (2 EL)
	Salz
	Pfeffer

Zubereitung

Die Aubergine reinigen und in mundgerechte Stücke schneiden. Danach mit Salz würzen und für 10 Minuten ziehen lassen.

In der Zwischenzeit den Knoblauch, die Paprika, die Zucchini und die Zwiebeln in grobe Würfel schneiden.

In einem hohen Topf Olivenöl erhitzen und die geschnittenen Zutaten bis auf die Aubergine für 5 Minuten bei mittlerer Hitze dünsten.

Nun die Aubergine dazugeben und mit dem Tomatenmark, Salz und Pfeffer würzen.

Die Tomaten vierteln und mit den Kräutern dazugeben. Für weitere 25 Minuten köcheln lassen.

Die kochende Gemüsebrühe dazugeben und solange köcheln lassen, bis das Gemüse al dente ist.

Zum Schluss erneut mit Salz und Pfeffer abschmecken.

Ofengemüse mit Lachs

Zeit: 45 Minuten | Kalorien: 488 | Stufe: Einfach | Menge: 2

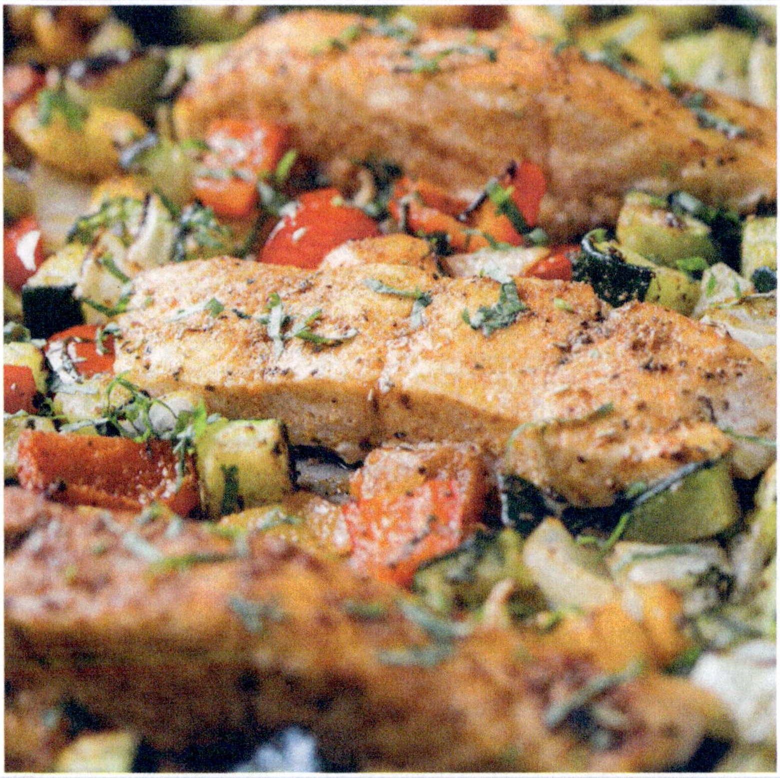

Zutaten

300 g	Tomaten (3-4)
250 g	Lachs
150 g	Zucchini (1)
150 g	Champignons (7)
100 g	Schafskäse
100 g	Paprika (1)
20 g	Knoblauch (2)
5 g	Chili
5 ml	Olivenöl (1 TL)
	Salz
	Pfeffer

Zubereitung

Ofen auf 180 °C Ober-/Unterhitze vorheizen

Den Lachs reinigen, trocken tupfen und mit Salz und Pfeffer würzen.

Die restlichen Zutaten in mundgerechte Stücke schneiden und in einer Schüssel mit dem Olivenöl vermischen.

Nun die Zutatenmischung in eine Auflaufform mit dem Lachs geben und mit einem Deckel schließen.

Die Auflaufform für 35 Minuten bei 180 °C garen lassen.

Gefüllte Zucchini

Zeit: 45 Minuten | Kalorien: 203 | Stufe: Einfach | Menge: 2

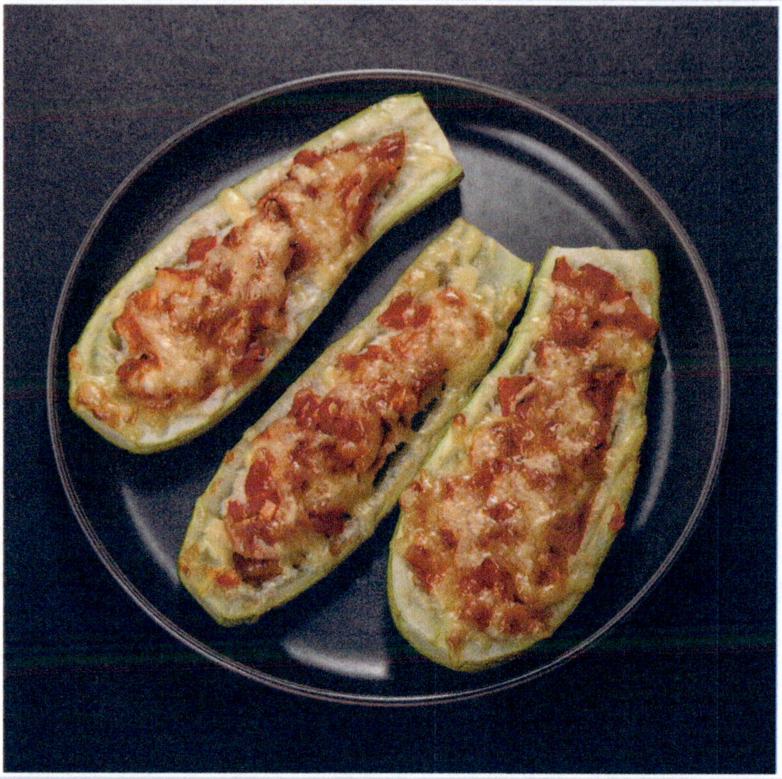

Zutaten

250 g	Zucchini (2)
150 g	Frischkäse
100 g	Champignons (4-5)
100 g	Gouda-Käse
45 g	Zwiebeln (1)
20 g	Knoblauch (2)
	Salz
	Pfeffer

Zubereitung

Den Ofen auf 200 °C Ober-/Unterhitze vorheizen.

Zucchini reinigen und halbieren. Anschließend das Fruchtfleisch mit einem Löffel entfernen und beiseite legen.

Nun die restlichen Zutaten sehr klein schneiden und mit dem Fruchtfleisch vermischen.

Die Mischung mit Salz und Pfeffer würzen und in den Zucchini Schalen verteilen.

Die gefüllten Hälften mit Käse bedecken und für 25 Minuten im Ofen backen lassen.

Auberginen-Auflauf

Zeit: 35 Minuten | Kalorien: 287 | Stufe: Einfach | Menge: 2

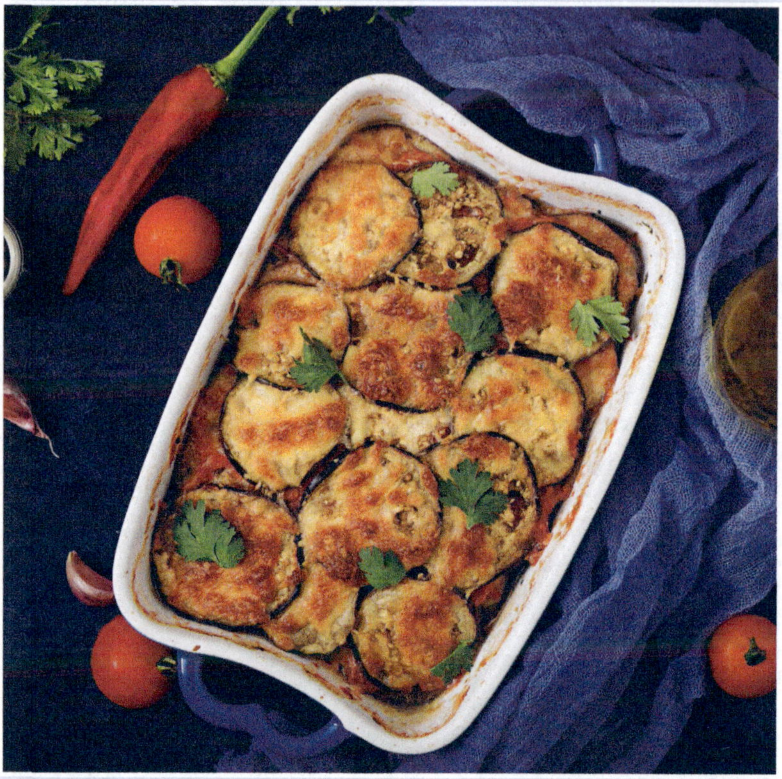

Zutaten

700 g	Aubergine (2-3)
400 g	Tomaten (5-6)
200 g	Mozzarella
100 g	Zwiebeln (1-2)
30 g	Knoblauch (3)
20 g	Parmesan
10 g	Basilikum
5 g	Oregano
20 ml	Olivenöl (2 EL)
	Salz
	Pfeffer

Zubereitung

Den Backofen auf 200 °C Ober-/Unterhitze vorheizen.

Die Auberginen reinigen und in fingerdicke Scheiben schneiden.

Auf einem Backblech mit Backpapier verteilen und für 7 Minuten backen, bis die Auberginen Farbe bekommen haben.

Den Backofen weiterhin eingeschaltet lassen.

In der Zwischenzeit eine Pfanne mit Olivenöl erhitzen.

Zwiebeln und Knoblauch in feine Stücke hacken und in der Pfanne dünsten. Die Tomaten vierteln und nach ca. 4 Minuten dazugeben. (Gegebenenfalls etwas Wasser dazugeben)

Mit Salz, Pfeffer und Oregano würzen.

Das Basilikum fein hacken und mit dazugeben.

Den Mozzarella in dünne Scheiben schneiden und zur Seite legen.

Eine Auflaufform nehmen, mit zwei 2 EL von der Tomatensoße füllen und mit einer Schicht Auberginen Scheiben bedecken.

Danach mit 2 EL Tomatensoße, Auberginen-Scheiben, Mozzarella so lange schichten, bis alle Zutaten verbraucht sind.

Die oberste Schicht bildet der Mozzarella mit dem Parmesan.

Nun die Auflaufform für 20 Minuten in den Ofen geben.

Avocado mit Tomatenfüllung

Zeit: 15 Minuten | Kalorien: 227 | Stufe: Einfach | Menge: 2

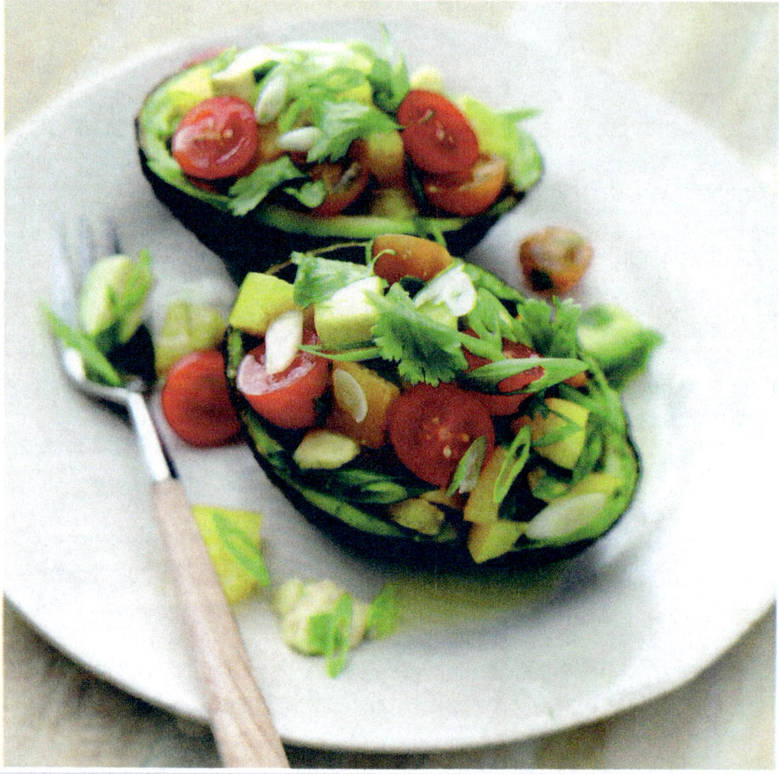

Zutaten

300 g	Avocado (1)
80 g	Tomaten (1)
30 g	Zwiebeln (1)
10 g	Knoblauch (1)
10 g	Pinienkerne
10 g	Basilikum
5 g	Parmesan
10 ml	dunkler Balsamico-Essig (1 EL)
	Salz
	Pfeffer

Zubereitung

Die Avocado halbieren und den Kern entfernen. Beide Hälften salzen und pfeffern.

Danach die Zwiebeln, das Basilikum und den Knoblauch sehr fein hacken.

In einer Pfanne ohne Öl für ca. 45 Sekunden die Pinienkerne goldbraun rösten.

Die Tomaten würfeln und mit den Zwiebeln, dem Basilikum und dem Knoblauch vermischen.

Diese Mischung in die Mulden der Avocado-Hälften geben und den Balsamico-Essig darüber träufeln.

Beim Anrichten die Pinienkerne und den Parmesan zum Verzieren nutzen.

Mediterranes Ofengemüse

Zeit: 35 Minuten | Kalorien: 326 | Stufe: Einfach | Menge: 2

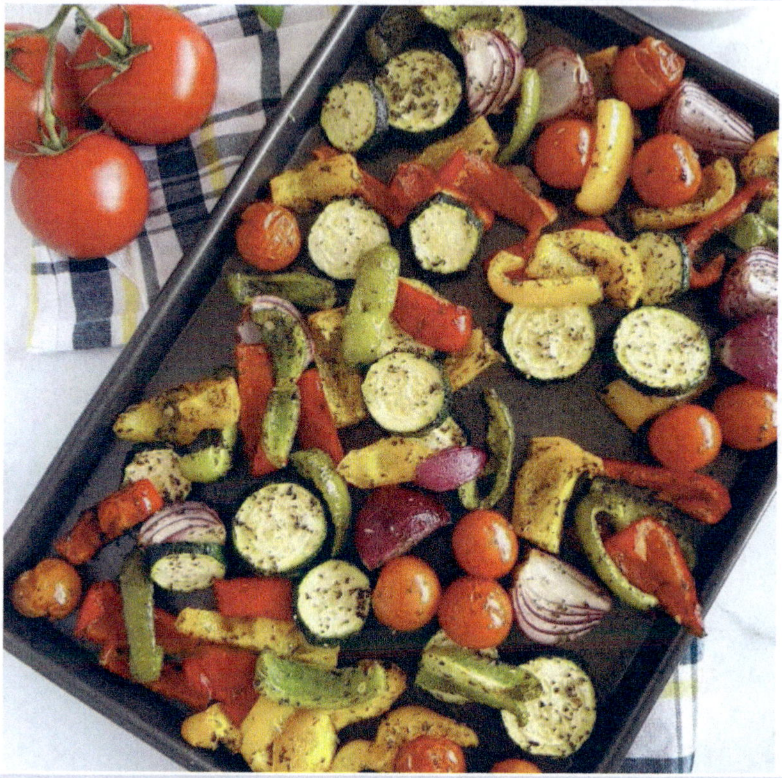

Zutaten

420 g	Zucchini (2)
420 g	Paprika (2)
300 g	Aubergine (1)
100 g	Kirschtomaten (5-8)
100 g	Zwiebeln (1-2)
40 g	Oliven (8-10)
15 g	Basilikum
10 g	Knoblauch (1)
5 g	Thymian
5 g	Oregano
20 ml	Olivenöl (2 EL)
	Pfeffer
	Salz

Zubereitung

Ofen auf 180 °C vorheizen.

Das Gemüse reinigen und in grobe Stücke schneiden.

Das geschnittene Gemüse mit den Gewürzen in eine Backform geben und mit den Gewürzen und dem Olivenöl gut vermischen.

Nun für 30 Minuten bei 180 °C in den Ofen schieben.

Auf einem Teller schön anrichten und je nach Geschmack erneut mit Salz und Pfeffer würzen.

Info: Bei Schonkost auf die Zwiebeln verzichten!

Gemüse-Pfanne

Zeit: 30 Minuten | Kalorien: 362 | Stufe: Einfach | Menge: 2

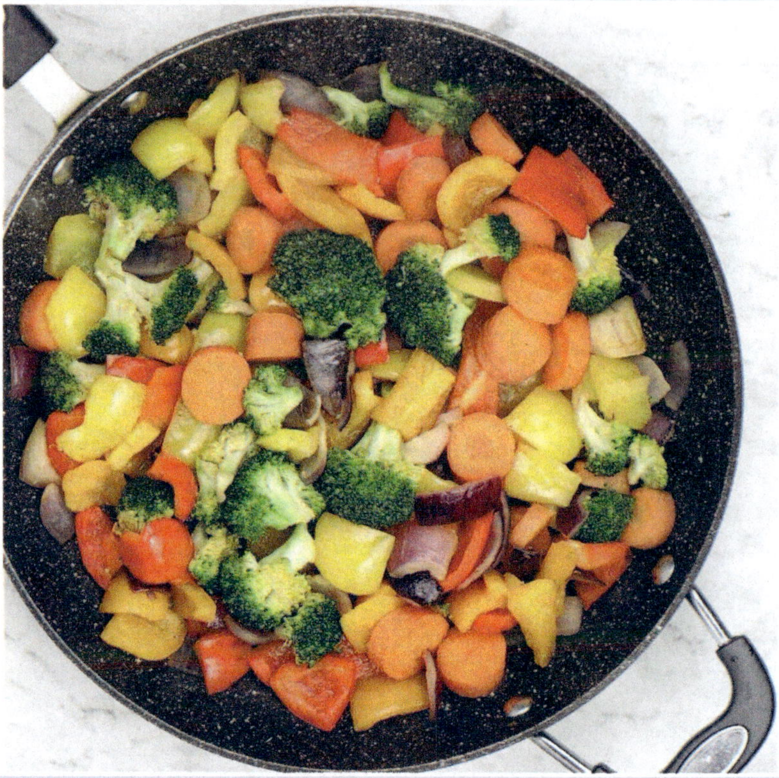

Zutaten

350 g	Brokkoli (1)
190 g	Karotten (2-3)
150 g	Paprika (2)
60 g	Frühlingszwiebeln (2)
15 g	Misopaste
10 g	Knoblauch (2)
10 g	Ingwer
5 g	Chili-Schoten
50 ml	Sojasoße
20 ml	Sesamöl (2 EL)
20 ml	Olivenöl (2 EL)
	Salz
	Pfeffer

Zubereitung

Paprika, Knoblauch, Ingwer, Karotten und Brokkoli reinigen und in grobe Stücke schneiden.

Frühlingszwiebeln reinigen und in feine Ringe schneiden. Chili-Schoten von den Kernen befreien und in feine Stücke schneiden.

Olivenöl in einer Pfanne erhitzen. Darin die Frühlingszwiebeln, Chili und Ingwer andünsten und danach den Knoblauch dazugeben.

Anschließend die Karotten, den Brokkoli und die Paprika für ca. 10 Minuten scharf anbraten.

Nun die Misopaste in etwas Wasser auflösen und zum Ablöschen verwenden.

Nach ca. 2 Minuten die Sojasoße und das Sesamöl dazugeben.

Danach mit Salz und Pfeffer abschmecken.

Mediterrane Linsenpasta

Zeit: 25 Minuten | Kalorien: 512 | Stufe: Einfach | Menge: 2

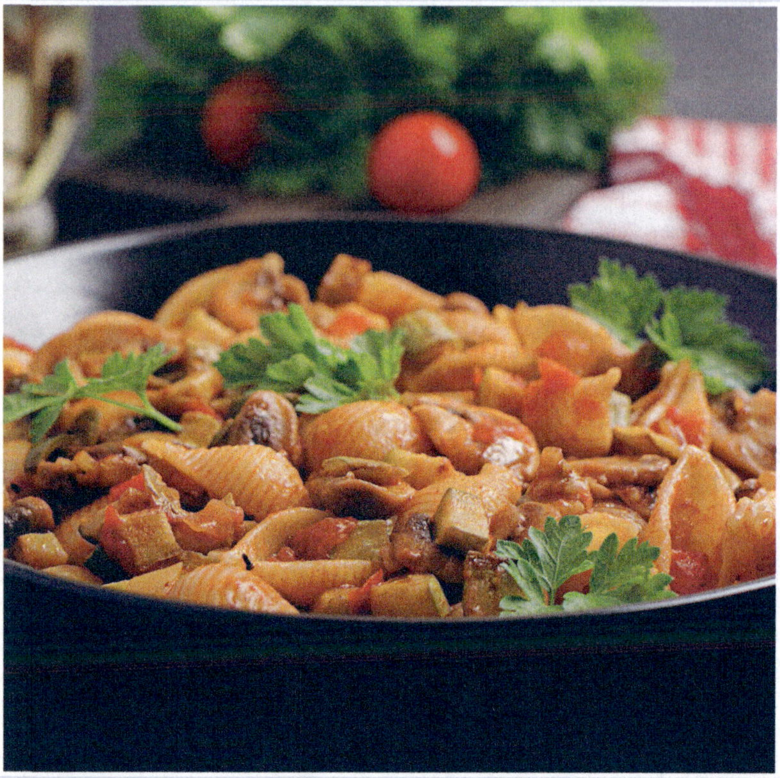

Zutaten

200 g	Zucchini (1)
220 g	Tofu
200 g	Linsenpasta
50 g	Oliven (10)
10 g	Thymian
10 g	Petersilie
25 ml	Olivenöl (2-3 EL)
15 ml	Zitronensaft (1-2 EL)
10 ml	Sojasoße (1 EL)
	Salz
	Pfeffer

Zubereitung

Tofu und Zucchini in mundgerechte Stücke schneiden.

In einer Pfanne den Tofu scharf anbraten.

Zucchini und Sojasoße zum Tofu dazugeben und bei schwacher Hitze garen lassen.

Oliven, Thymian, Pfeffer, Zitronensaft und Salz dazugeben und abschmecken.

In der Zwischenzeit die Pasta nach Packungsangabe zubereiten.

Die gekochte Pasta in die Pfanne mit der Soße geben und vermischen.

Lachs-Pasta in Tomatensoße

Zeit: 30 Minuten | Kalorien: 624 | Stufe: Einfach | Menge: 2

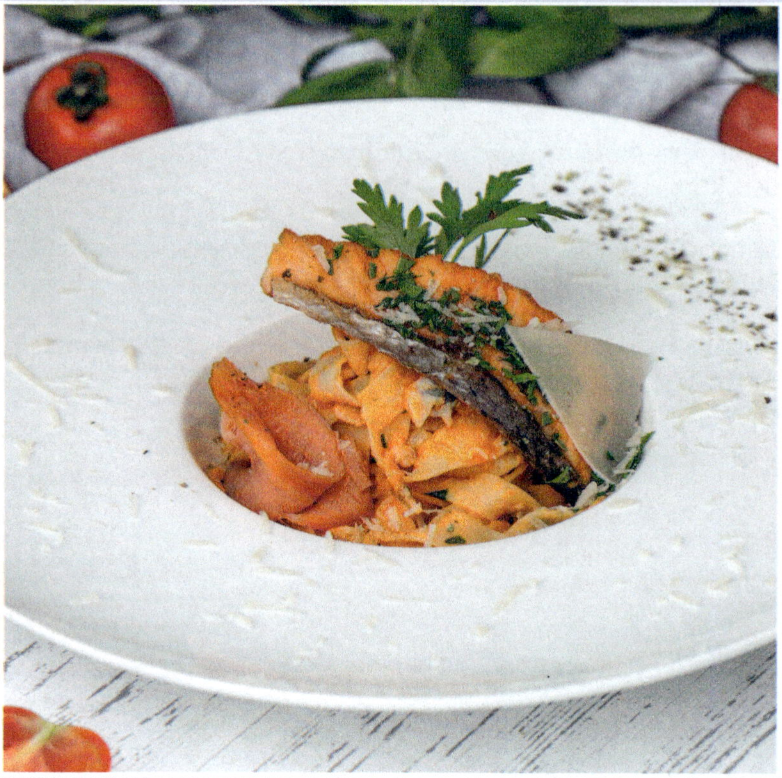

Zutaten

200 g	Vollkornpasta
200 g	Lachs
200 g	Tomaten (4-5)
100 g	Paprika (1)
70 g	Zwiebeln (1)
20 g	Dill
20 g	Petersilie
10 g	Tomatenmark (1 EL)
100 ml	Wasser
20 ml	Weißwein (2 EL)
20 ml	Olivenöl (2 EL)
	Salz
	Pfeffer

Zubereitung

Lachs reinigen und in mundgerechte Stücke schneiden.

Vollkornpasta nach Packungsangabe zubereiten.

Tomaten, Zwiebeln und Paprika in mundgerechte Stücke schneiden.

In einer Pfanne die Zwiebeln andünsten.

Anschließend Paprika, Tomaten und Tomatenmark dazugeben. Nach 5 Minuten Dünsten den Lachs ebenfalls hinzugeben.

Mit Weißwein und Wasser ablöschen.

Die Kräuter reinigen, fein hacken und zusammen mit Salz und Pfeffer zum Würzen verwenden.

Pasta in die Soße geben und gut vermischen.

Rosenkohl-Apfel-Pfanne

Zeit: 35 Minuten | Kalorien: 418 | Stufe: Einfach | Menge: 2

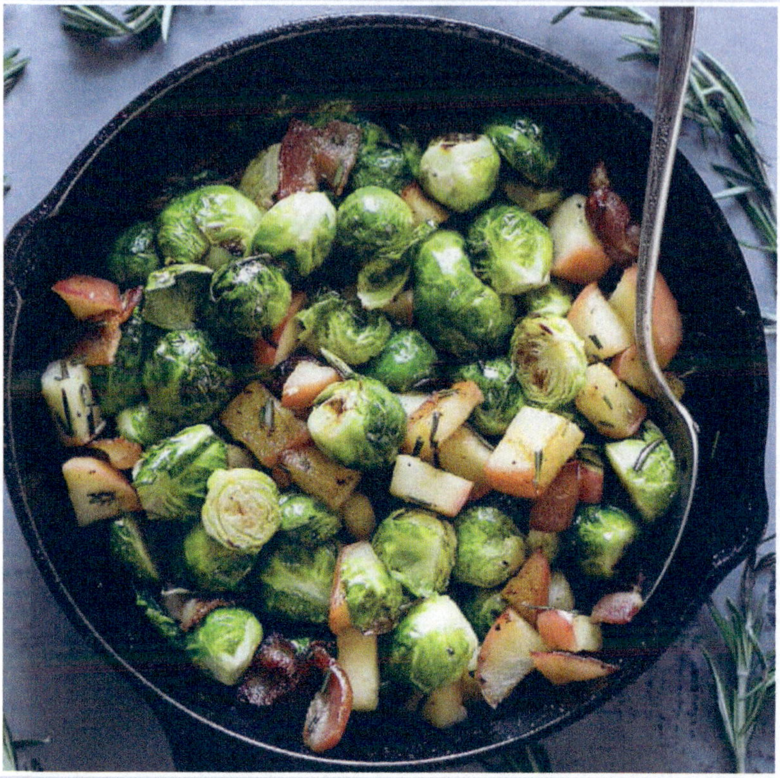

Zutaten

620 g	Rosenkohl	100 ml	Wasser
300 g	Äpfel (2)	15 m	Olivenöl (2 EL)
110 g	Zwiebeln (2)		Salz
60 g	Walnüsse		Pfeffer
5 g	Gemüsebrühe		

Zubereitung

Rosenkohl, Äpfel und Zwiebeln in grobe Stücke schneiden.

Zwiebeln in einer Pfanne andünsten und nach 3 Minuten den Rosenkohl dazugeben.

Nach ca. 10 Minuten mit der Gemüsebrühe und dem Wasser ablöschen und für 15 Minuten aufkochen lassen.

Nun die Walnüsse hacken und mit den Apfelstücken dazugeben.

Für wenige Minuten mitkochen und mit Salz und Pfeffer abschmecken.

Info: Bei Schonkost auf die Zwiebeln verzichten!

Gemüsepasta in Tomatensoße

Zeit: 30 Minuten | Kalorien: 417 | Stufe: Einfach | Menge: 2

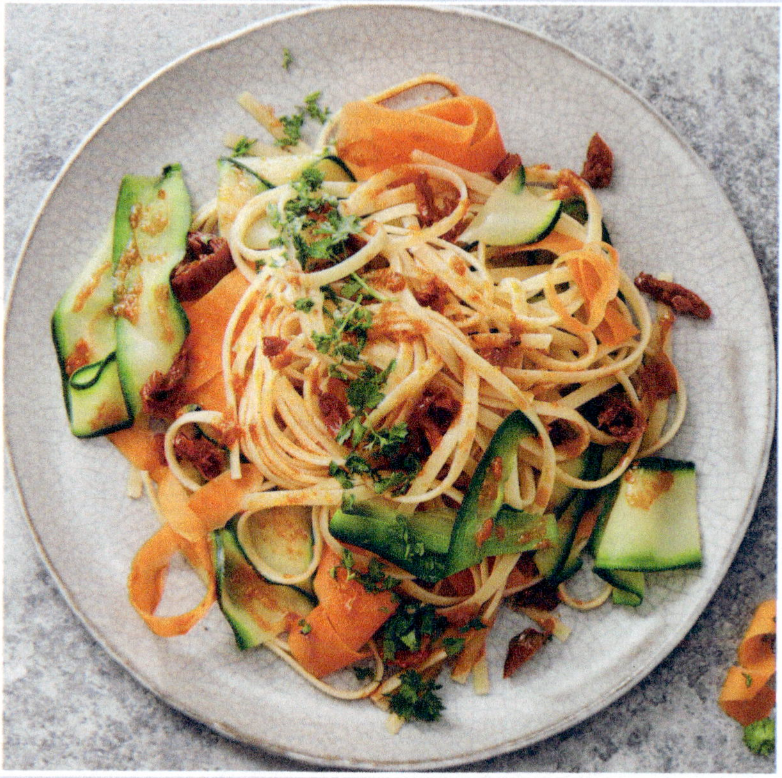

Zutaten

200 g	Vollkornpasta
70 g	Karotten (1)
70 g	Zucchini (1/2)
20 g	Knoblauch (2)
20 g	Petersilie
20 g	Basilikum
5 g	Thymian
5 g	Rosmarin
250 ml	passierte Tomaten
20 ml	Olivenöl (2 EL)
	Salz
	Pfeffer

Zubereitung

Pasta nach Packungsanleitung zubereiten.

In der Zwischenzeit die Zucchini und die Karotten reinigen und mit einem Sparschäler längs in dünne Streifen schneiden.

Diese Gemüsebandnudeln ca. 3 Minuten vor der Garzeit der Vollkorn-Pasta mit dazugeben.

Anschließend in ein Sieb gießen und abtropfen lassen.

Währenddessen eine Pfanne mit Olivenöl erhitzen.

Den Knoblauch fein hacken und andünsten. Die passierten Tomaten dazugeben und mit den Gewürzen abschmecken.

Nun das Basilikum und die Petersilie klein hacken und mit dazugeben. Die abgekochte Pasta in die Pfanne geben und alles miteinander vermischen.

Je nach Geschmack mit Parmesan servieren.

Gefüllte Paprika

Zeit: 25 Minuten | Kalorien: 248 | Stufe: Einfach | Menge: 2

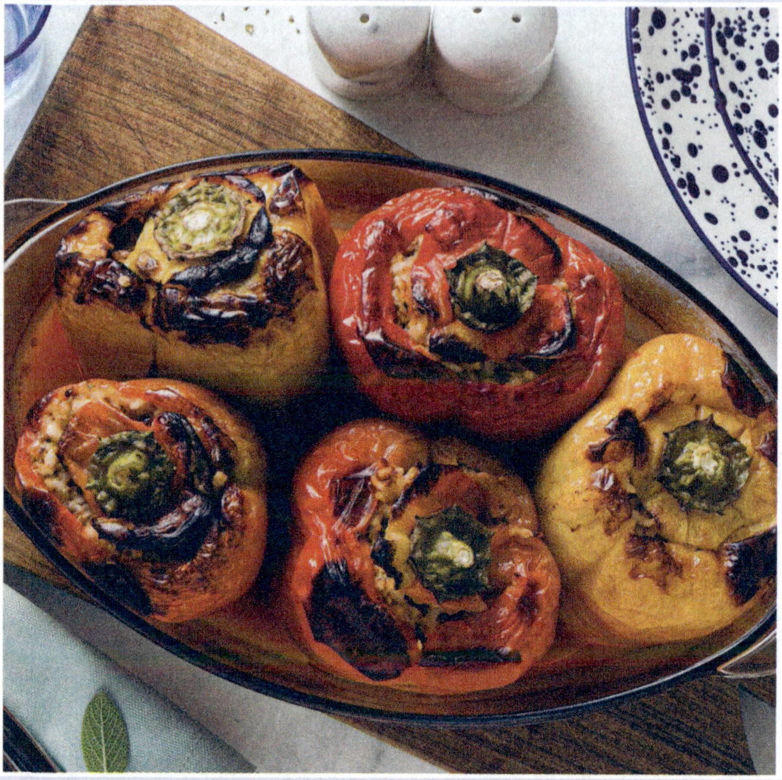

Zutaten

400 g	Linsen
600 g	Paprika (4)
50 g	Tomaten (1)
30 g	Knoblauch (3)
20 g	Petersilie
5 g	Chili
250 ml	passierte Tomaten
100 ml	Wasser
20 ml	Olivenöl (2 EL)
	Salz
	Pfeffer

Zubereitung

Ofen auf 200 °C Ober-/Unterhitze vorheizen.

Die Linsen in einem Sieb gießen und gründlich abbrausen.

Knoblauch und Tomaten fein hacken und unter die Linsen rühren.

Die Paprika reinigen, den Deckel entfernen und entkernen.

Die Linsen-Mischung in die Paprika füllen und in einer Backform aufrecht hinstellen, sodass sie nicht umfallen.

Nun die passierten Tomaten mit dem Wasser dazugeben und darauf achten, dass die Paprika zu 80 % bedeckt sind.

Mit Salz und Pfeffer abschmecken.

Die Chili im Ganzen dazugeben.

Für 30 Minuten auf 200 °C Ober-/Unterhitze backen.

Zum Anrichten die Petersilie fein hacken und auf den Tellern verteilen.

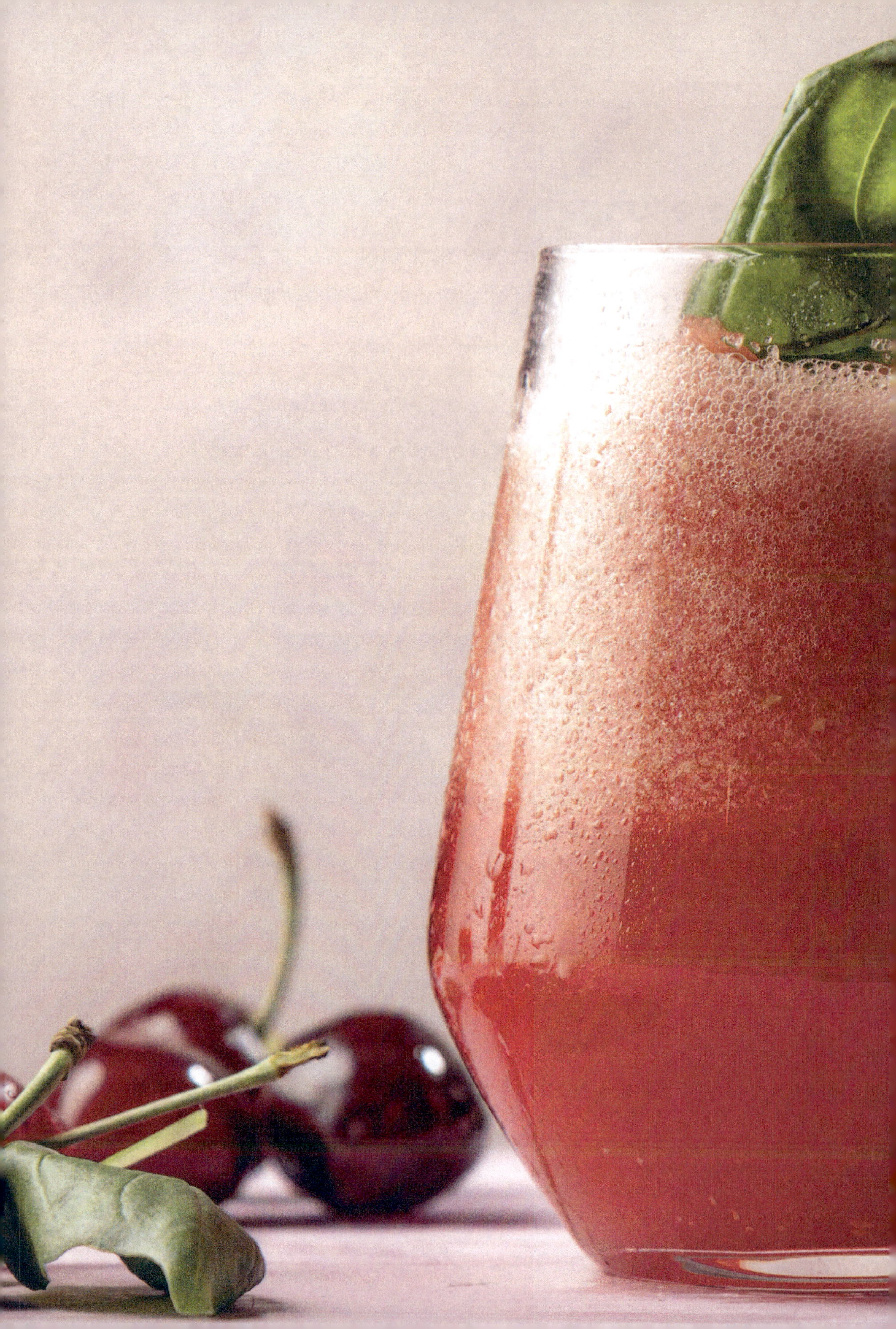

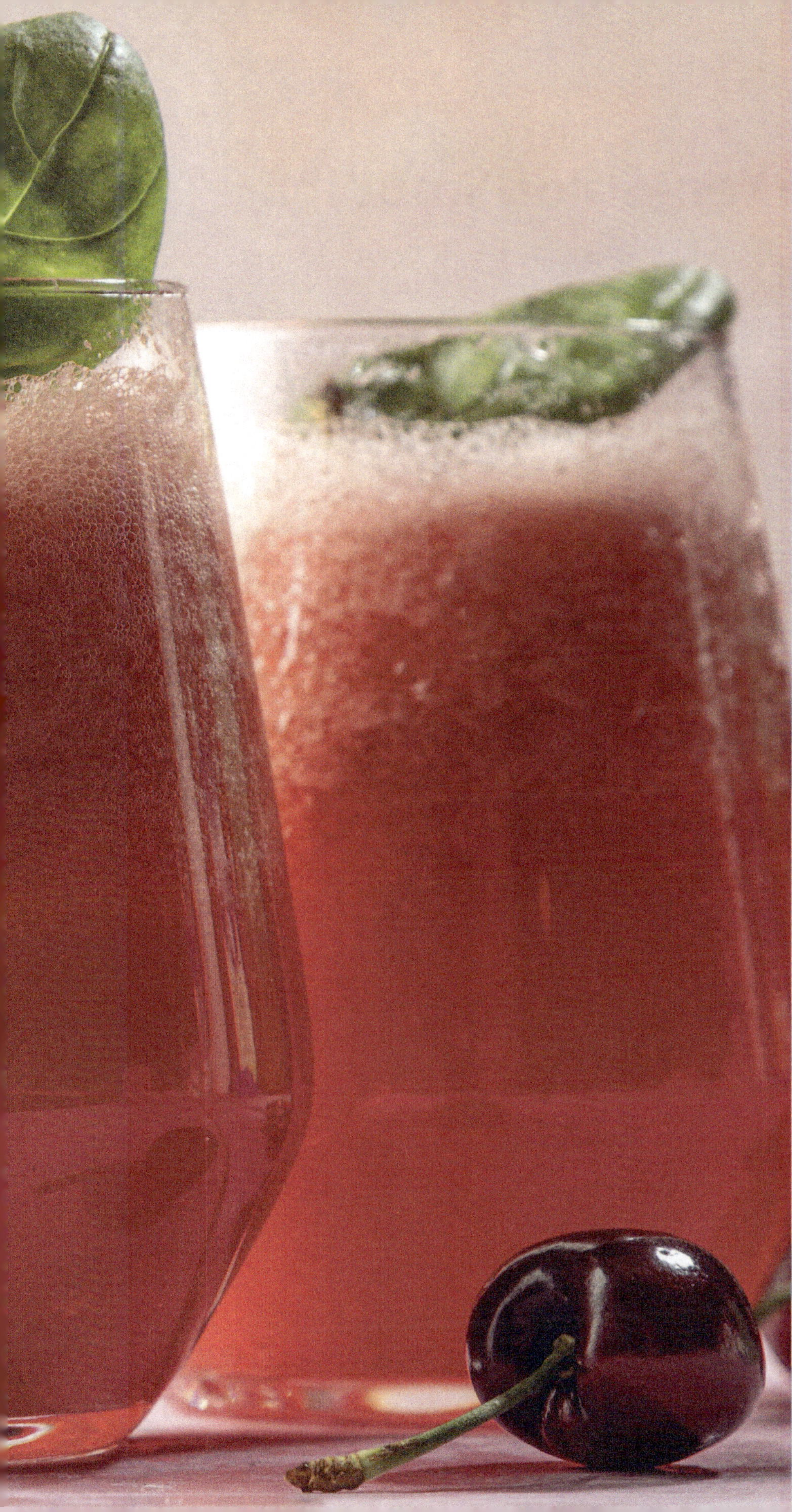

Smoothie

Gurken-Salat-Smoothie

Zeit: 15 Minuten | Kalorien: 161 | Stufe: Einfach | Menge: 2

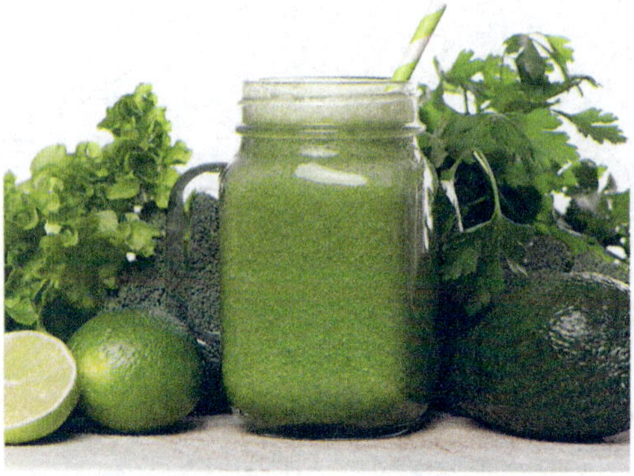

Zutaten

350 g	Gurken (1)
145 g	Orangen (1)
125 g	Apfel (1)
100 g	Blattspinat
100 g	Feldsalat
90 g	Avocado (1/2)
40 g	Petersilie
15 g	Sonnenblumenkerne
15 g	Leinsamen
150 ml	Wasser

Zubereitung

Leinsamen und Sonnenblumenkerne in einer Tasse mit dem Wasser quellen lassen.

Alle anderen Zutaten reinigen und in grobe Stücke schneiden.

Nun alle Zutaten in einen Mixer geben und mindestens eine Minute pürieren.

Je nach Empfinden können Eiswürfel und etwas Wasser dazugegeben werden.

Ananas-Kirsch-Smoothie

Zeit: 10 Minuten | Kalorien: 187 | Stufe: Einfach | Menge: 2

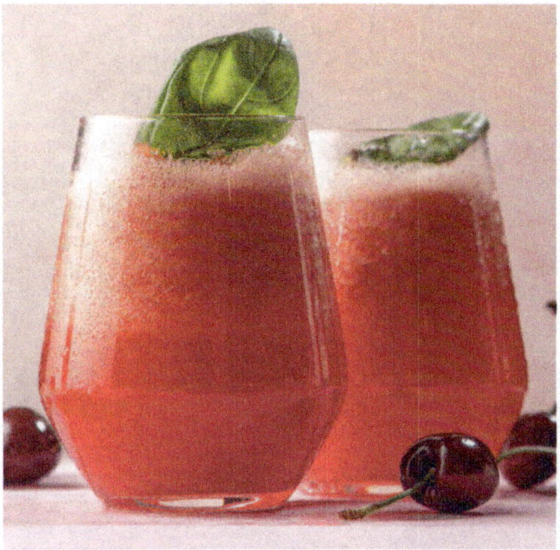

Zutaten

150 g	Magerquark
75 g	Kirschen (10-15)
75 g	Orangen (1/2)
75 g	Ananas
15 g	Chiasamen
15 g	Hanfsamen
5 g	Ingwer
1 g	Kurkuma
150 ml	Wasser
10 ml	Leinöl (1 EL)

Zubereitung

Alle Zutaten reinigen und in einen Mixer geben.

Für ca. eine Minute pürieren und anschließend in ein Glas füllen und genießen.

Feldsalat-Bananen-Smoothie

Zeit: 15 Minuten | Kalorien: 276 | Stufe: Einfach | Menge: 2

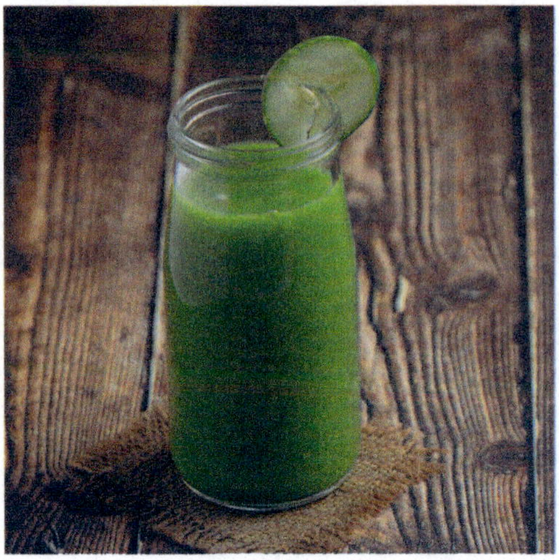

Zutaten

150 g	Bananen (1)
125 g	Eiswürfel
125 g	Feldsalat
20 g	Walnüsse
20 g	Leinsamen
5 g	Sesam
300 ml	Wasser
100 ml	Apfelsaft
30 ml	Zitronensaft (3 EL)

Zubereitung

Alle Zutaten gründlich reinigen und in grobe Stücke schneiden.

Die Zutaten in den Mixer geben und für ca. eine Minute pürieren.

Beeren-Bananen-Smoothie

Zeit: 15 Minuten | Kalorien: 394 | Stufe: Einfach | Menge: 2

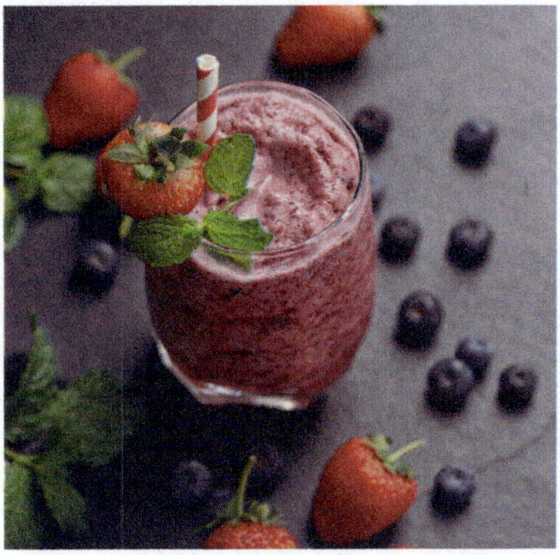

Zutaten

150 g	Bananen (1)
125 g	Eiswürfel
125 g	Beeren
100 g	Hüttenkäse
20 g	Zartbitterschokolade
10 ml	Zitronensaft (1 EL)
5 ml	Ahornsirup (1 TL)

Zubereitung

Beeren, Bananen und Schokolade in grobe Stücke schneiden.

Alle Zutaten in den Mixer geben und für 30 Sekunden pürieren.

In kühle Gläser füllen und genießen.

Bananen-Mandel-Smoothie

Zeit: 5 Minuten | Kalorien: 187 | Stufe: Einfach | Menge: 2

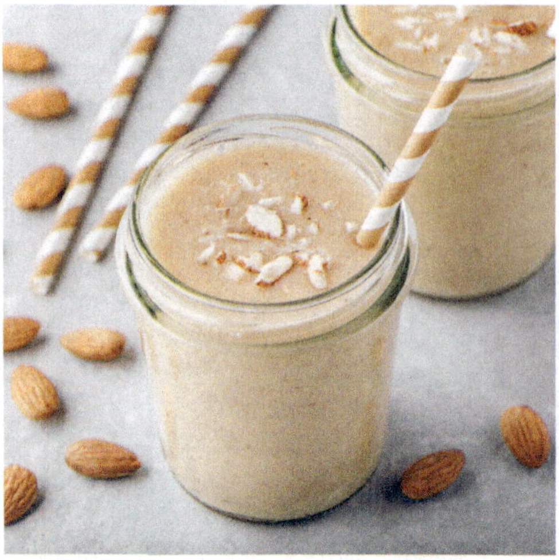

Zutaten

250 g	Bananen (2)
160 g	Eiswürfel
35 g	Mandelmus
500 ml	Mandelmilch

Zubereitung

Alle Zutaten reinigen und in einen Mixer geben.

Für ca. eine Minute pürieren und anschließend in ein Glas einfüllen und genießen.

Omega-3-Smoothie

Zeit: 5 Minuten | Kalorien: 198 | Stufe: Einfach | Menge: 2

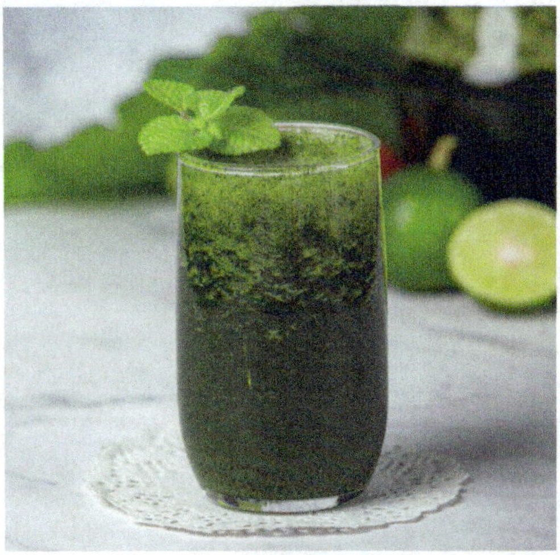

Zutaten

220 g	Kiwis (3)
125 g	Bananen (1)
125 g	Karotten (2)
85 g	Blattspinat
15 g	Kakaobohnen
200 ml	Wasser
10 ml	Zitronensaft (1 EL)
10 ml	Algen-Öl (1 EL)

Zubereitung

Alle Zutaten reinigen und in einen Mixer geben.

Für ca. eine Minute pürieren und anschließend in ein Glas einfüllen und genießen.

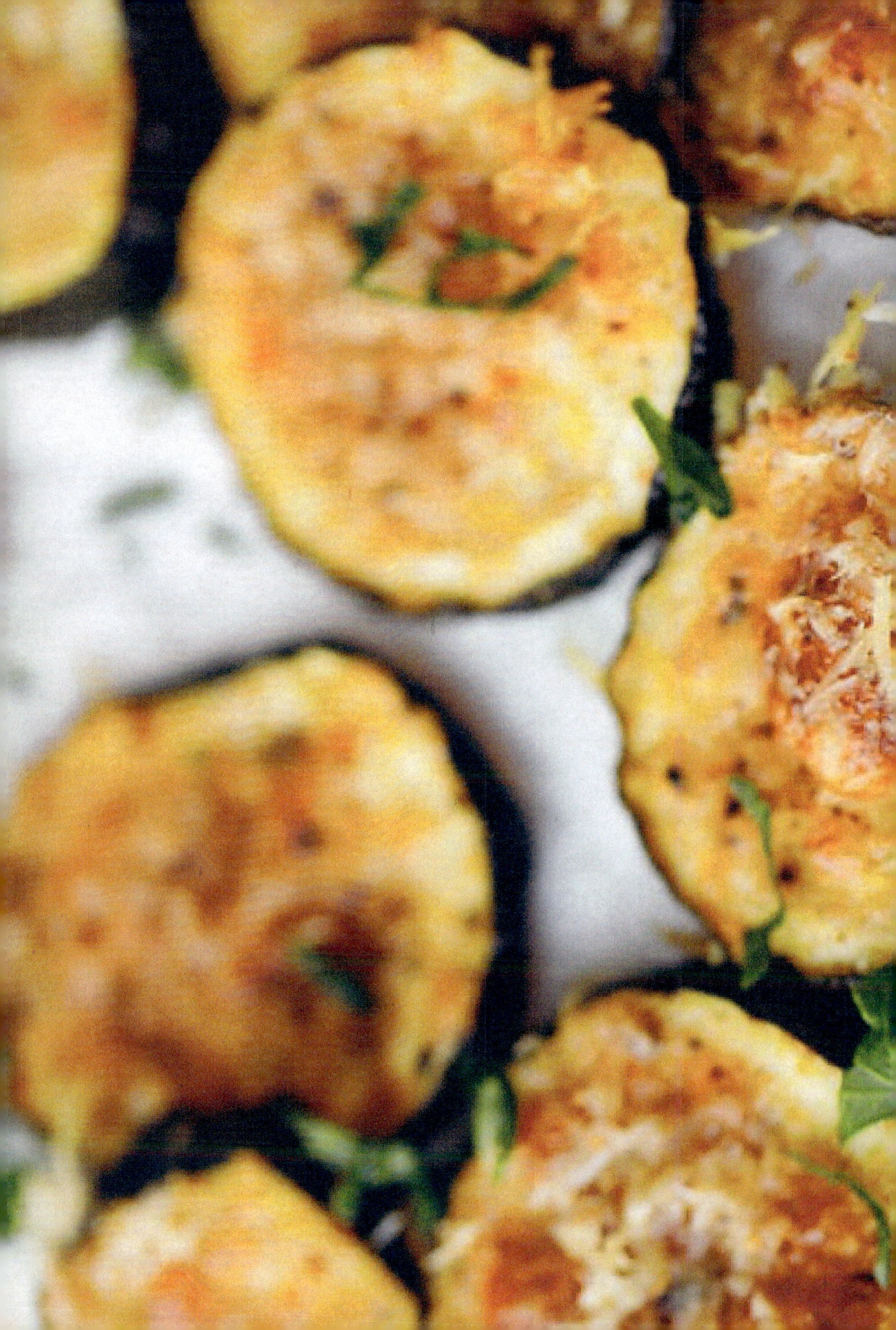

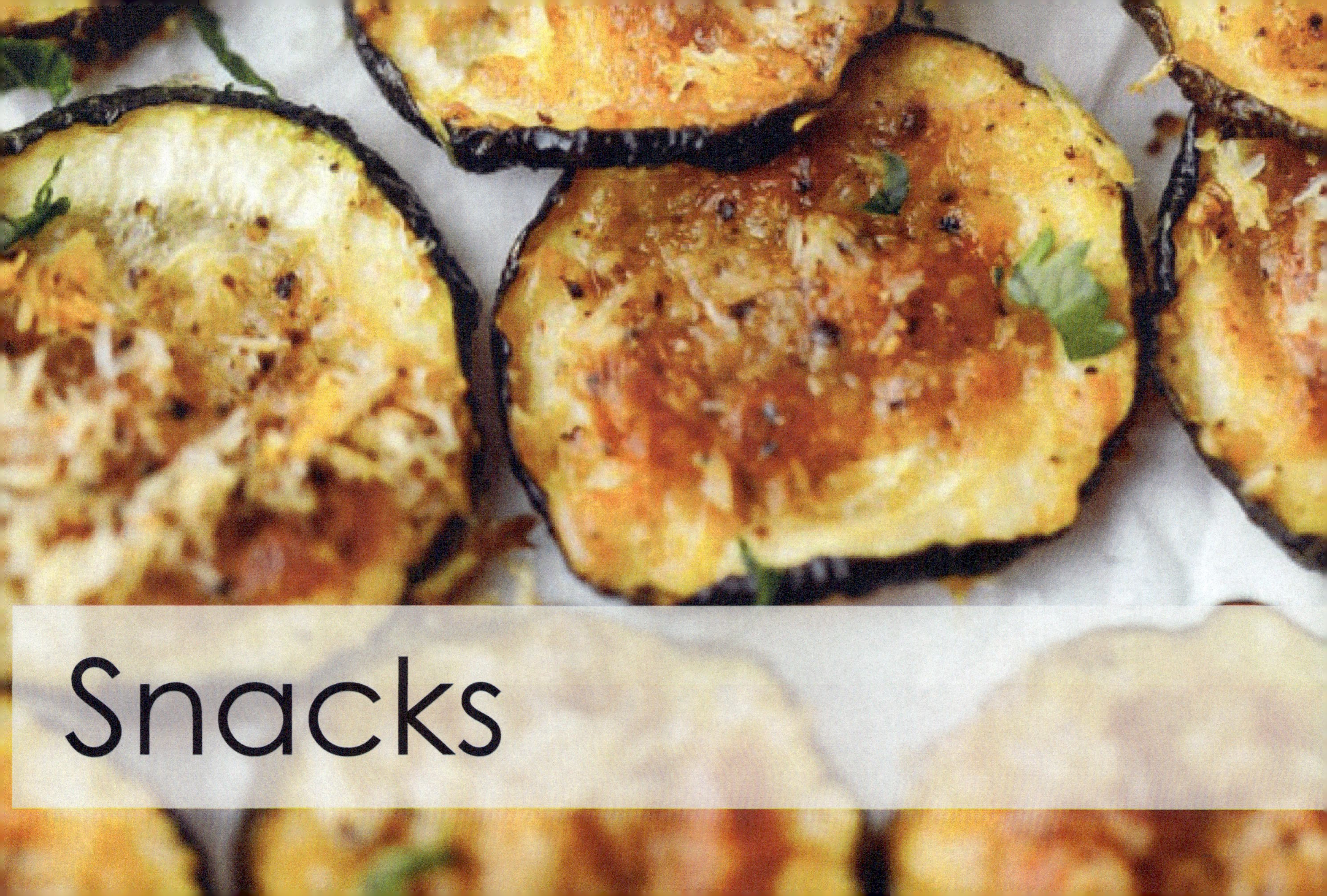
Snacks

Zucchini-Chips

Zeit: 80 Minuten | Kalorien: 103 | Stufe: Einfach | Menge: 2

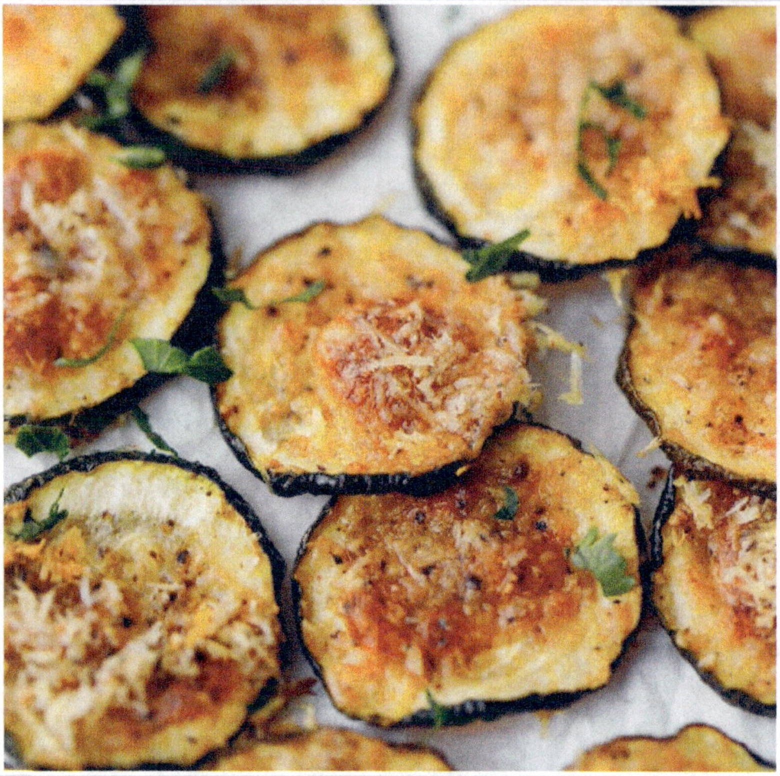

Zutaten

200 g Zucchini (1)
5 g Cayenne-Pfeffer
25 ml Olivenöl Salz (2 EL)
Pfeffer

Zubereitung

Zucchini reinigen und mit einer Küchenmaschine in sehr dünne Scheiben schneiden.

Anschließend trocken tupfen. Je trockener die Zucchini ist, desto knuspriger wird sie.

In einer Schüssel die Zucchini mit den Gewürzen vermischen.

Backofen auf 140 °C vorheizen.

Die Zucchini auf einem Backblech mit Backpapier verteilen und darauf achten, dass keine Blätter übereinanderliegen.

Für ca. 70 Minuten in den Backofen geben und in regelmäßigen Abständen die Backofentür öffnen, damit die Feuchtigkeit entweicht.

Auberginen-Chips

Zeit: 75 Minuten | Kalorien: 104 | Stufe: Einfach | Menge: 2

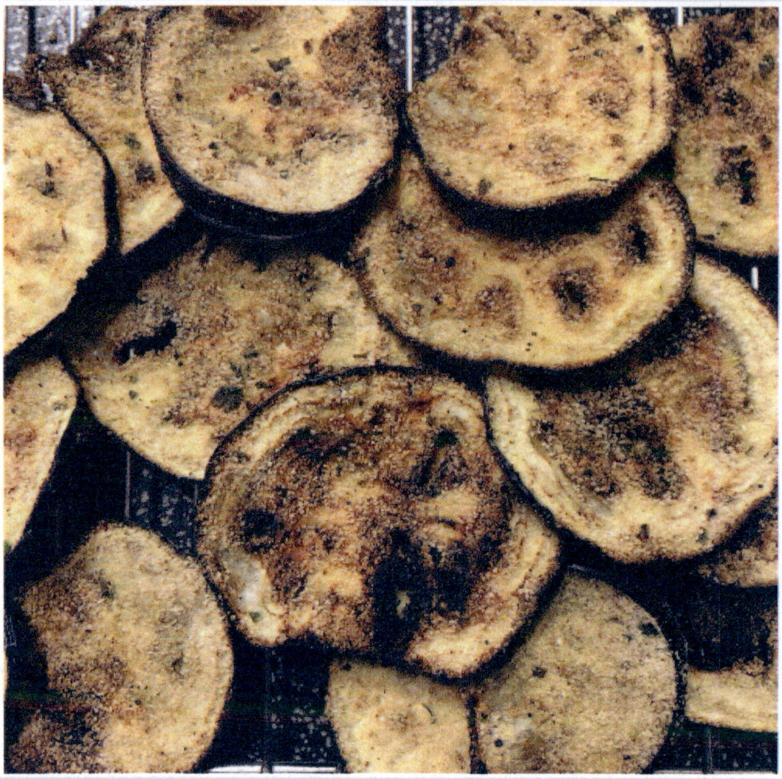

Zutaten

200 g	Aubergine (1)
5 g	Cayenne-Pfeffer
25 ml	Olivenöl (2 EL)
	Salz
	Pfeffer

Zubereitung

Aubergine reinigen und mit einer Küchenmaschine in sehr dünne Scheiben schneiden.

Anschließend trocken tupfen. Je trockener die Aubergine ist, desto knuspriger wird sie.

In einer Schüssel die Aubergine mit den Gewürzen vermischen.

Backofen auf 140 °C vorheizen.

Die Aubergine auf einem Backblech mit Backpapier verteilen und darauf achten, dass keine Blätter übereinanderliegen.

Für ca. 70 Minuten in den Backofen geben und in regelmäßigen Abständen die Backofentür öffnen, damit die Feuchtigkeit entweicht.

Gurken-Chips

Zeit: 35 Minuten | Kalorien: 104 | Stufe: Einfach | Menge: 2

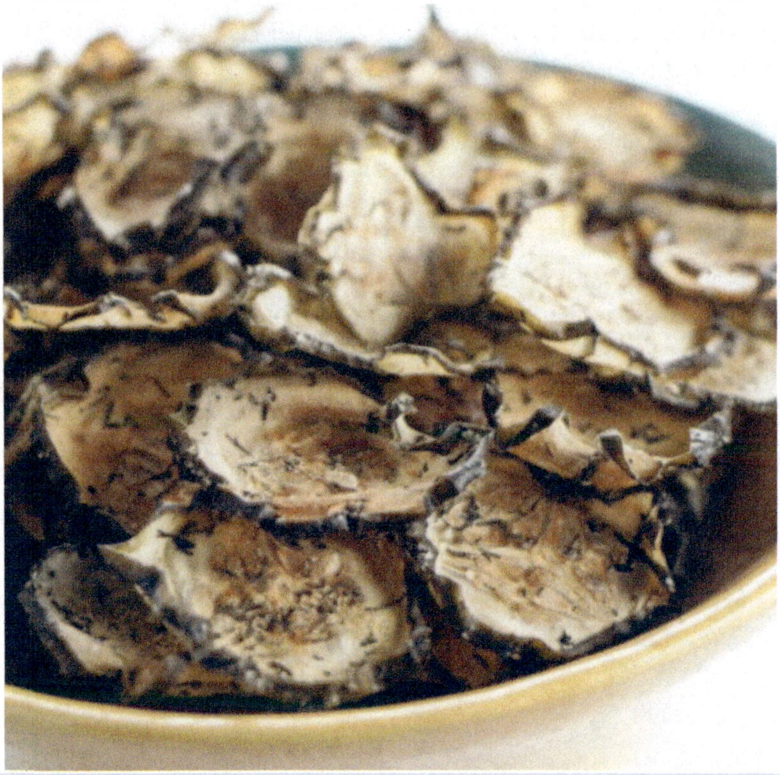

Zutaten

200 g	Gurken (1)
5 g	Cayenne-Pfeffer
25 ml	Olivenöl (2 EL)
	Salz
	Pfeffer

Zubereitung

Gurken reinigen und mit einer Küchenmaschine in sehr dünne Scheiben schneiden.

Anschließend trocken tupfen. Je trockener die Gurken sind, desto knuspriger werden sie.

In einer Schüssel die Gurken mit den Gewürzen vermischen.

Backofen auf 140 °C vorheizen.

Die Gurken auf einem Backblech mit Backpapier verteilen und darauf achten, dass keine Blätter übereinanderliegen.

Für ca. 25 Minuten in den Backofen geben und in regelmäßigen Abständen die Backofentür öffnen, damit die Feuchtigkeit entweicht.

Grünkohl-Chips

Zeit: 35 Minuten | Kalorien: 68 | Stufe: Einfach | Menge: 2

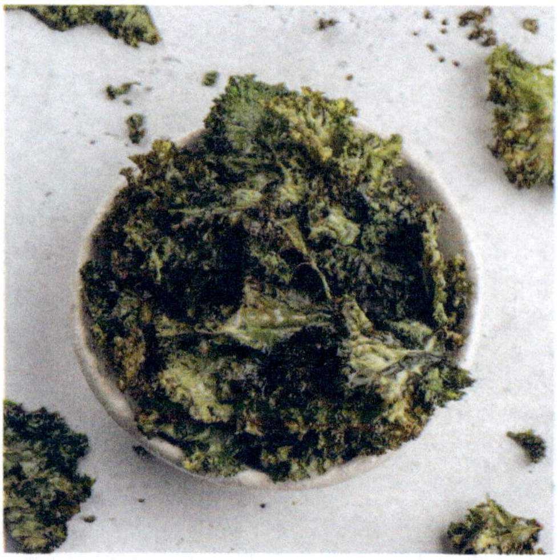

Zutaten

250 g	Grünkohl
5 g	Cayenne-Pfeffer
2 g	Thymian
20 ml	Olivenöl (2 EL)
	Salz
	Pfeffer

Zubereitung

Grünkohl reinigen und in mundgerechte Stücke schneiden. Anschließend trocken schleudern.

Den Grünkohl in einer Schüssel gut mit dem Olivenöl und den Gewürzen vermischen.

Backofen auf 100 °C vorheizen.

Den Grünkohl auf einem Backblech mit Backpapier verteilen und darauf achten, dass keine Blätter übereinanderliegen.

Für ca. 30 Minuten in den Backofen geben und in regelmäßigen Abständen die Backofentür öffnen, damit die Feuchtigkeit entweicht.

Kohlrabi-Pommes

Zeit: 35 Minuten | Kalorien: 89 | Stufe: Einfach | Menge: 2

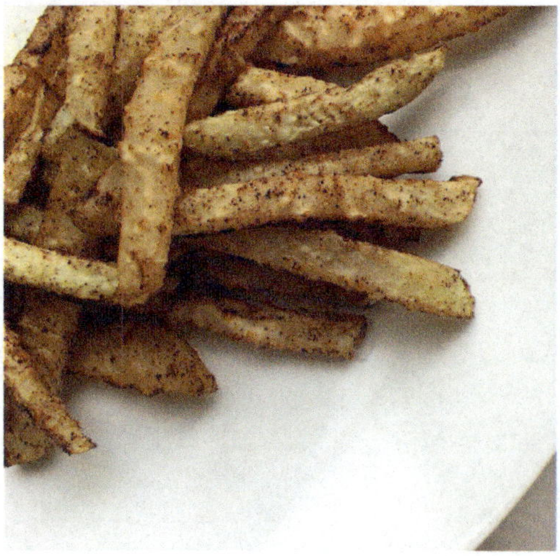

Zutaten

500 g	Kohlrabi (2)
2 g	Currypulver
2 g	Paprikapulver
10 ml	Olivenöl (1 EL)
	Salz

Zubereitung

Kohlrabi schälen und in dünne Pommes-Streifen schneiden.

Anschließend die Streifen trocken tupfen, sodass nur noch wenig Feuchtigkeit vorhanden ist.

In einer Schüssel die Streifen mit den Gewürzen vermischen.

Backofen auf 220 °C vorheizen.

Den Kohlrabi auf einem Backblech mit Backpapier verteilen.

Für ca. 25 Minuten in den Backofen geben und in regelmäßigen Abständen die Backofentür öffnen, damit die Feuchtigkeit entweicht.

	Montag	**Dienstag**	**Mittwoch**	**Donnerstag**	**Freitag**	**Samstag**	**Sonntag**
Frühstück	Basisches-Müsli (S.26)	Bircher-Müsli (S.27)	Protein-Porridge (S.30)	Beeren-Müsli (S.25)	Apfel-Karotten-Porridge (S.33)	Hafer-Pancakes (S.36)	Erdbeer-Frühstücks quark (S.24)
Mittagessen	Smoothie-Bowl (S.48)	Couscous -Bowl (S.56)	Frühlings-Salat (S.62)	Mais Suppe (S.78)	Fenchel Suppe (S.84)	Kürbis-Bowl (S.52)	Lauch-Suppe (S.74)
Abendessen	Rataouille (S.94)	Gefüllte Paprika (S.116)	Gemüse-Pfanne (S.106)	Rosenkohl-Pfanne (S.112)	Auberginen-Auflauf (S.100)	Mediterranes Ofengemüse (S.104)	Gurken Smoothie (S.120)
Snacks	Beeren-Smoothie (S.123)	Gurken Chips (S.132)	Auberginen Chips (S.130)	Zucchini Chips (S.128)	Kohlrabi Pommes (S.135)	Bananen-Mandel-Smoothie (S.124)	Grünkohl Chips (S.134)
Kalorien	1219	1487	1136	1259	1014	1393	885

Rezeptverzeichnis

Ananas-Kirsch-Smoothie 121
Apfel-Karotten-Porridge 33
Auberginen-Auflauf 100
Auberginen-Chips 130
Avocado mit Knäckebrot 34
Avocado mit Tomatenfüllung 102
Avocado-Frischkäse-Salat 65
Avocado-Mango-Salat 67
Bananen-Mandel-Smoothie 124
Basische Brennnesselsuppe 82
Basisches-Müsli 26
Beeren-Bananen-Smoothie 123
Beeren-Müsli 25
Bircher-Müsli 27
Brokkoli-Kokos-Suppe 86
Buchweizenbrei 31
Bulgur-Salat 63
Couscous-Bowl 56
Erdbeer-Frühstücksquark 24
Erdmandel-Waffeln 37
Feldsalat-Bananen-Smoothie 122
Fenchel-Zucchini-Suppe 84
Fitnessbrötchen 38
Frischkäse mit Knäckebrot 35
Frühlings-Salat 62
Gefüllte Paprika 116
Gefüllte Zucchini 98
Gemüse-Pfanne 106
Gemüsepasta in Tomatensoße 114
Glutenfreie Kürbisbrötchen 44
Grünkohl-Chips 134
Gurken-Chips 132
Gurken-Salat-Smoothie 120
Hafer-Pancakes 36
Haferflocken-Porridge 29
Hanfsamen-Hafer-Porridge 28
Himbeer-Mandel-Hirsebrei 32
Hirse-Petersilie-Salat 68
Hirse-Sommer-Bowl 54
Karotten-Eiweiß-Brot 40
Kichererbsen-Avocado-Salat 71
Kohlrabi-Pommes 135
Kohlrabi-Suppe 90
Kürbis-Grünkohl-Bowl 52
Kürbis-Karotten-Suppe 88
Lachs-Pasta in Tomatensoße 110
Lauch-Suppe 74
Linsensalat mit Dinkel Croûtons 70
Maissuppe mit Chiasamen 78
Mediterrane Karottensuppe 76
Mediterrane Linsenpasta 108
Mediterranes Ofengemüse 104
Ofengemüse mit Lachs 96
Omega-3-Brot 42
Omega-3-Smoothie 125
Protein-Porridge 30
Quark-Eiweiß-Brot 39
Ratatouille 94
Rosenkohl-Apfel-Pfanne 112
Rote-Bete-Apfel-Salat 64
Rotkohl-Nuss-Bowl 50
Smoothie-Bowl 48
Sommer-Salat 69
Sommerlicher Bohnensalat 66
Steckrüben-Suppe 80
Tofu-Banh-mi-Bowl 58
Zucchini-Chips 128

Printed by Amazon Italia Logistica S.r.l.
Torrazza Piemonte (TO), Italy

45352153R00078